长白山

通经调脏手法流派

针灸临床经验

全图解

国家中医药管理局厘定

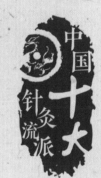

中国十大针灸流派

长白山通经调脏手法流派
——针灸临床经验全图解

主　审	王之虹
主　编	王富春
副主编	哈丽娟　曹　方　蒋海琳
编　委	马天姝　石云舟　史灵心
	杨　康　赵晋莹　徐小茹
	王思君　王鹤燃　闫　冰
	朱宇生　张琼帅　郇　傲
	姜研舒　曹　迪　梁　颜
	薛　媛

人民卫生出版社

图书在版编目（CIP）数据

长白山通经调脏手法流派：针灸临床经验全图解 / 王富春主编. —北京：人民卫生出版社，2017

ISBN 978-7-117-24284-4

Ⅰ. ①长… Ⅱ. ①王… Ⅲ. ①针灸疗法 – 图解 Ⅳ. ①R245–64

中国版本图书馆 CIP 数据核字（2017）第 149564 号

| 人卫智网 | www.ipmph.com | 医学教育、学术、考试、健康，购书智慧智能综合服务平台 |
| 人卫官网 | www.pmph.com | 人卫官方资讯发布平台 |

长白山通经调脏手法流派——针灸临床经验全图解

主　　编：王富春
出版发行：人民卫生出版社（中继线 010-59780011）
地　　址：北京市朝阳区潘家园南里 19 号
邮　　编：100021
E - mail：pmph @ pmph.com
购书热线：010-59787592　010-59787584　010-65264830
印　　刷：北京画中画印刷有限公司
经　　销：新华书店
开　　本：710×1000　1/16　印张：16
字　　数：172 千字
版　　次：2017 年 7 月第 1 版　2017 年 7 月第 1 版第 1 次印刷
标准书号：ISBN 978-7-117-24284-4/R · 24285
定　　价：79.00 元

打击盗版举报电话：**010-59787491**　　**E-mail：WQ @ pmph.com**
（凡属印装质量问题请与本社市场营销中心联系退换）

序

　　针灸流派，是针灸实践发展与理论创新的土壤，也是针灸学术传承的阵地，人才培养的摇篮。我国五千年针灸发展史，也可谓是针灸流派不断出现又不断融合，进而推动针灸理论日臻完善、实践不断发展的历史。《素问·异法方宜论》云："北方者，天地所闭藏之域也。其地高陵居，风寒冰冽，其民乐野处而乳食，脏寒生满病，其治宜灸焫。故灸焫者，亦从北方来。南方者，天地所长养，阳之所盛处也。其地下，水土弱，雾露之所聚也。其民嗜酸而食胕，故其民皆致理而赤色，其病挛痹，其治宜微针。故九针者，亦从南方来。"可见，针灸本身即是南方针术与北方灸术两种流派的融合。

　　中医理论奠基之作《黄帝内经》，古今学者公认"殆非一时之言，其所撰述，亦非一人之手"，它的成书前后历经二三百年，汇集了众多医家的不同学术思想。如关于经脉气血循环，除我们所熟知的十二经首尾衔接循环理论外，还有阴阳表里循环、经水云雨循环、阴出阳入循环等理论。其他如经络、藏象、病机、诊法、治则，甚至阴阳、五行、藏府等中医筑基理论，也皆有不尽相同的理论表述。因此，《黄帝内经》可视为不同中医流派学术思想的荟萃。

秦汉以降，针灸流派层出。如南朝徐熙针灸世家相传七世，江西席氏针灸自南宋至明代传承十二世，凌云针派自明代传至清末光绪年间历十三世而不缀，以及东垣针法、南丰李氏、四明高氏补泻等针灸流派，尽皆载诸史册。魏稼、高希言教授以针灸学术发展脉络为纲，将秦汉以来针灸学术划分为经学派、穴法派、手法派等十八个流派，编著《针灸流派概论》，成为全国针灸专业研究生选用教材。

近百余年来，面对西方医学的挤迫，广大针灸业者发遑古义，融汇新知，躬耕实践，推陈出新，发掘、整理、创新了众多新的针灸流派，推动了针灸学术的繁荣与发展。刘炜宏研究员通过文献检索，结合诸家临床所长，将我国针灸临床流派分为针法派、灸法派、刺络放血派、拔罐派、刮痧派等，其中针法派又可分为手法派、经穴派、特殊针具派、特殊治疗部位派、针药结合派等。上述每个流派，又可再有进一步的细分以及不同的代表性医家。当代针灸流派之繁荣，可见一斑。

为充分体现中医药发展以继承为基础，探索建立中医流派学术传承、临床应用、推广转化的新模式，2012年国家中医药管理局公布了第一批64个全国中医流派传承工作室，澄江针灸学派、长白山通经调脏手法流派、辽宁彭氏眼针学术流派、管氏特殊针法学术流派、甘肃郑氏针法学术流派、广西黄氏壮医针灸流派、河南邵氏针灸流派、湖湘五经配伍针推流派、靳三针疗法流派、四川李氏杵针流派等针灸流派位列其中。同时，为推动针灸流派的研究与传承，2013 年，中国针灸学会批准成立针灸流派研究与传承专业委员会。遵循学术愈研而愈精的理念，上述针灸流派传承工作室在专业委员会的平台上，就流派研究内容、传承方式、推广途径等，彼此交流，相互切磋，共同探索，不仅保证了流派传承工作室的建设质量，而且通过共同举办继续教育学习班、交叉带徒等流派传承推广方式的创新，有效扩大了各流派的影响和相互间的融汇。

感谢人民卫生出版社对针灸流派研究工作的重视。在齐立洁老师的积极组织下，10 家全国第一批针灸流派传承工作室鼓桴相应，使这套具有时代气息的针灸流派系列丛书顺利面世。其内容，包含了上述针灸流派的历史源流、学术思想、临证精粹，展示了 10 家传承工作室近年来在流派资料整理、挖掘与研究中的最新成果；其形式，采用了二维码信息技术，既可收藏，也可利用手机等终端进行扫描，随身便携，随时学习与领悟，相信读者能够从中多有受益。

是为序。

中国针灸学会流派研究与传承专业委员会主任委员

夏有兵

2017 年 5 月

中国十大针灸流派

长白山
——通经调脏手法流派
针灸临床经验
全图解

前 言

　　长白山通经调脏手法流派起源于吉林省长白山地区，是结合了针灸、推拿、药浴、敷贴等多种中医外治技术的极具中医特色的临床诊疗流派，善于使用针灸、推拿等技术治疗疾病。

　　中医在东北起步较晚，其发展随东北移民而壮大。据《吉林省志·卫生志》记载，清嘉庆元年（1796 年），中医开始传入现在的吉林省管辖区域。早期的中医教育一直以"师带徒"的方式进行传承。长白山通经调脏手法流派的代表人刘冠军，即师承于东北名医洪哲明老先生。刘冠军自幼聪明伶俐，好学善用，思维敏捷。从医近 50 年，擅长针灸，精通内科，认为经络与脏腑是人体维持正常生命活动最重要的功能单位，通过运用针灸、推拿等中医外治手法"通其经脉，调其脏腑"，促使气血正常运行，以此达到治疗目的。就此奠定了长白山通经调脏手法流派的理论基础，成为后代传人学术创新的主线和发展核心。

　　本书提炼当代长白山通经调脏手法流派特色，总结针灸临床证治经验。根植于白山黑土的针灸推拿人，继承了祖先勤劳、智慧的特点，不断发扬岐黄古义，使得当代长白山通经调脏手法流派逐步形成并站稳脚跟，服务于百姓，保一方平安。长白山流派的几代传人总结了三因制宜，病证结合；通经调脏，以通为用；循经按摩，善用温补；针推结合，外药为辅；并且不断继承发展，开拓创新了独具特色的长白山通经调脏流派。阐述了每代优秀的继承人的思想理论及针灸行针手法、配穴方法以及经典医案。将雄厚的学术理论和丰富的经验灵活地贯通和运用于临床医疗实践，体现在医案理法方穴术之中。

　　本书共分为三章，第一章为流派概览，第二章为流派诊疗特色与技术，第三章为经典验案，涉及内、外、妇、儿及五官等各科几十余种病证，是长白山流派传人的经验精华，是中医针灸临床实践的一部颇有价值的参考书。本书中缺讹和缺漏在所难免，敬希海内外同仁和广大读者批评指正。

王富春

2017 年 1 月 7 日

目 录

第一章 流派概览

第二章 流派诊疗特色与技术

第三章　经典验案

附：视频目录

视频 1　镇静安神针法

视频 2　飞经走气针法—青龙摆尾

视频 3　飞经走气针法—白虎摇头

视频 4　飞经走气针法—苍龟探穴

视频 5　飞经走气针法—赤凤迎源

视频 6　多针浅刺针法—接经浅刺

视频 7　多针浅刺针法—局部浅刺

视频 8　多针浅刺针法—围针浅刺

视频 9　振阳针法

视频 10　合募配穴针法

视频 11　俞原配穴针法

视频 12　郄会配穴针法

视频 13　穴位贴敷疗法—活络止痛贴

视频 14　穴位贴敷疗法—减肥贴

视频 15　穴位贴敷疗法—镇静安神贴

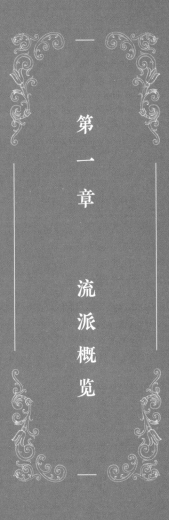

第一章 流派概览

✦ 第一节　流派源流

长白山通经调脏手法流派起源于吉林省长白山地区，是结合了针灸、推拿、药浴、敷贴等多种中医外治技术的极具中医特色的临床诊疗流派，善于使用针灸、推拿等技术治疗疾病。

总体来讲，中医在东北起步较晚，其发展随东北移民而壮大。据《吉林省志·卫生志》记载，清嘉庆元年（1796年），中医开始传入现在的吉林省管辖区域。早期的中医一直以"师带徒"的方式进行传承教育。北洋时期，清政府主推西洋医学，压制中国传统医学。到了民国，政府更屡次提出废止中医中药；东北沦陷时期，殖民当局改"中医"为"汉医"，并对获取医师资格、行业资格做出了严格的限制。在这种大环境影响下，中医生存状况窘迫。几经坚持和抗争，中医终以其显著的疗效打破了行政封锁。彼时，西安县（今吉林省辽源市）中医文子英以医著称，文子英师从翰林儒医，精通内、难、伤寒。1920年，洪哲明投师于文子英老先生，侍诊三载，尽得真传。洪哲明素好读书，治学严谨，主张学医必从经典入手，善于利用《周易》的辨证思想指导中医临床与研究，广采各家之长，临证恪守辨证论治、随证施治原则。洪哲明以"诚"严纳门人，十分重视弟子的培养，这其中最有成绩的便是刘冠军。

1929 年，刘冠军出生于吉林省辉南县，他自幼聪明伶俐，好学善用，思维敏捷。从医近 50 年，擅长针灸，精通内科，认为经络与脏腑是人体维持正常生命活动最重要的功能单位，经络"内属于脏腑，外络于肢节"，"内灌脏腑，外濡腠理"，每一经络均有其相络属的脏腑，其经气来源于脏腑。因此提出"经络—脏腑相关"理论，通过运用针灸、推拿等中医外治手法"通其经脉，调其脏腑"，在外疏通经络，在内调整脏腑，促使气血正常运行，以此达到治疗目的。"经络—脏腑相关"理论的提出，就此奠定了长白山通经调脏手法流派的理论基础，成为后代传人学术创新的主线和发展核心。

"经络—脏腑相关"思想提出以后，流派第二代传承人纪青山、李一清推广了针灸疗法治疗面瘫、痹证、中风等疾病的适宜技术，进一步形成并践行了"经络—脏腑相关"理论。进入新世纪以来，依托长春中医药大学、世界中医药学会联合会中医手法专业委员会等科研、教学、临床平台，第三代传承人王之虹、宋柏林、王富春、刘明军、丛德毓、韩永和等确立了特定穴理论与实践、手法规范化、神经、内分泌、软伤、小儿等不同研究方向，组建了研究团队，发明了"镇静安神法"治疗失眠、合募配穴治疗胃腑病、运腹通经法治疗单纯性肥胖症等系列技术，得到业内的广泛认可，在国内外有较大影响。至此，流派得以传承、发展、壮大。

◆ 第二节　流派谱系

一、流派传承总谱

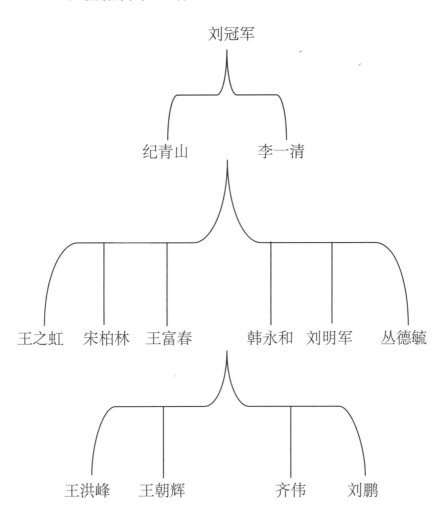

二、薪火相传

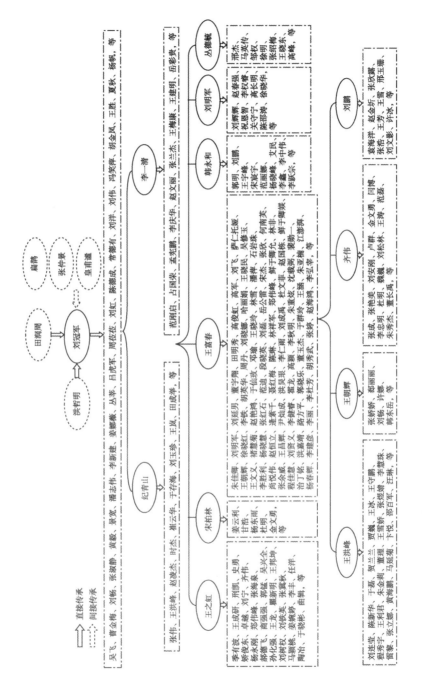

✦ 第三节　流派特色

经多年的传承与发展，至今已形成了当代长白山通经调脏手法流派审证制宜性、临证通达性、区域特色性、治法多样性、学术创新性等独具一格的流派特色。

一、审证制宜性——病证结合，三因为要

东北地区属温带大陆性季风气候，冬季寒冷漫长，最低气温可达 −42℃，结冰期长达 5 个月，夏季高温多雨，春秋两季多风。因此，风寒湿痹为秋冬及春季多发病，如颈肩臂痛、腰痛等在这一季节多发；而夏季时因人们贪凉喜冷，而造成外寒直中脏腑，产生腹痛、腹泻、痛经等一类的病症；每当季节交替时，一日间气候多变，容易诱发中老年人心脑血管意外。人的年龄、性别、体质禀赋、生活习惯等也是临床必须考量的因素。自仲景起，就非常重视辨证与辨病相结合。在疾病发展过程中，病贯穿始终，而证最能反映阶段性的特征，因此有病就有证，辨证才能识病，两者互相印证，密不可分，需要在整体观念指导下进行辨证施治。

如刘冠军教授结合北方人体质、气候等因素，针对感冒、头痛、咳嗽、哮喘、胃病、冠心病、中风等常见病、多发病进行病证结合治疗。在治疗感冒时，刘冠军教授认为感冒的发生与发展，多因人体正气不足，抵抗力低下，以及卫外功能失调，不能

适应外界气温的骤然变化所致。因此，在施治时，要分清伏热之轻重，感寒之深浅，形藏之盛衰，素质之阳虚、阴虚以及痰湿等，随证处理。

二、临证通达性——通经调脏，以通为用

《灵枢·经脉》篇曰："经脉者，所以能决生死，处百病，调虚实，不可不通。"说明了保持经络畅通的重要性。而六腑要完成其摄纳、消化、转输等主要功能，必须保持其虚实交替的状态即"水谷入口，则胃实而肠虚。食下，则肠实而胃虚"。故后世强调"六腑以通为用，以降为顺"。

从经络的命名上，我们可以看出经脉与五脏的关系，如"手太阴肺经"，包含了循行部位、阴阳属性和所属的脏，每一条经脉都直接或有分支去络属一腑，这样就加强了表里两经的联系。

"通经调脏"体现了中医整体观念、辨证论治的思想。自刘冠军教授总结"经络—脏腑相关"理论以来，传承人多有发挥。第二代传人纪青山教授提出多针浅刺治疗面瘫病，李一清教授针对缺血性中风创造性提出了针灸八法。第三代传人王之虹教授提出经穴推拿和脏腑推拿治疗代谢类疾病的学术思想，以活血化瘀、通经活络的推拿手法解决瘀滞问题。王富春教授提出了"合募配穴治疗六腑病""俞原配穴治疗五脏病""郄会配穴治疗急症"等特定穴配伍理论。刘明军教授提出了"运腹推经法"治疗单纯性肥胖症等。

三、区域特色性——温经为先、善用补法

《素问·举痛论》曰："经脉流行不止，环周不休，寒气入经而稽迟，泣而不行，客于脉外则血少，客于脉中则气不通，故卒然而痛。"说明人体遇寒邪则阳气受损，寒性收引，故寒邪侵袭人体，可使气机收敛，腠理闭塞，经脉收缩而挛急。寒性凝滞，寒邪侵入人体，阳气受损，经脉气血失于阳气温煦，则凝结阻滞，涩滞不通，不通则痛，故寒邪伤人多见疼痛症状。医圣张仲景曰："适中经络，未流传脏腑即医治之……勿令九窍闭塞。"经络内连脏腑，外络肢节，所以病邪由外入内，证候有虚实寒热之辨、表里深浅之分。

基于"经络—脏腑相关"理论"有诸内必形诸外"，五脏、六腑的病理变化必然会反映于经络所循行部位，当代长白山通经调脏手法流派在治疗疾病时，着眼于疾病整体。在治疗疾病过程中重视扶助正气，温阳祛寒，补虚益损，形成了独具特色的温补手法，在外温通经络，在内调整脏腑，以达"通其经脉，调其脏腑"之效。如刘冠军教授治咳，认为治疗当散聚开关，培土生金为主，选列缺、肺俞、丰隆、太白，灸脾俞、三里温脾益气。第二代传人纪青山教授提倡使用温针疗法治疗风寒湿痹，使经络得通，寒湿自祛。第三代传人丛德毓教授在医治老年人气虚感冒时，认为老年人多因身体虚弱，阳气卫外不固，易感风寒之邪而缠绵难愈，临床推拿背部膀胱经、督脉，配合温灸肺俞、肾俞、足三里、气海、关元等穴位加以防治。韩永和教授在治疗冠心病

时也提倡通阳散结以调畅气机，对于疼痛，行使重力温通之功。

四、治法多样性——重视皮部，法随证变

十二皮部的分布，是以十二经脉在体表的分布范围，也就是十二经脉在皮肤上的分属部分为依据而划分的。皮部主要作用有以下两方面：一是机体的卫外屏障，起着保卫机体、抗御外邪；二是反映病证，即当机体内脏有病时，可以通过经脉、络脉而反映于皮部，同样也可以反向推断脏腑病证。通过针灸（微针、梅花针、皮内针、穴位贴敷等）与推拿（摩法、膏摩法等）结合，以使皮部与经脉、络脉、脏腑气血相互沟通和联系而发挥作用。

长白山通经调脏手法流派在治疗中以祛病为要，集众法所长，提倡综合使用中医手法，作用于皮部—络脉—经脉—脏腑，行疏通经络、行气活血之功，由表及里地平衡阴阳、调整脏腑。刘冠军教授认为针药灸不可偏废，要适中病情，针药得体，才能收到事半功倍的效果，因此在治疗上，针药灸常相须使用，效果显著。第三代传人王之虹教授提出中医外治法包括针、灸、推拿、整骨、刮痧、拔罐、功法、针刀等中医特色诊疗手法，在防治疾病时使用各种手法先调整阴阳，使经络通、气血行、筋骨濡；其次补虚泻实，调整气血津液与脏腑经络，以补虚泻实，治疗疾病；再次是活血化瘀，应用手法可使血管有节律地舒缩变化，改善血液流变；最后舒经通络、理筋整复，使气血通畅，经络关节通顺。

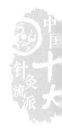

五、学术创新性——继承发展，推陈致新

只有开拓创新，才能更好地继承发展，自刘冠军教授创立长白山通经调脏手法流派以来，几十年来，在实践过程中，几代传承人继承"经络—脏腑相关"理论，并在这一理论基础上不断发展创新。

流派创始人刘冠军教授擅长针灸，精于方药，尤其是针药并用对脑、神志、脾胃病的治疗有独到之处，疗效显著，尤其擅长子午流注针法。著有《子午流注易通》一书，提出按日取穴和两种推演日干支的方法，阐明了年、月、日干支的推演原理。据此编制了"刘冠军子午流注取穴新法"电子计算机程序，为推广流注医学开辟了新途径。传至第二代纪青山、李一清教授，针法、灸法的研究得到进一步重视，以"经络—脏腑相关"理论为基础开展了大量临床研究工作，纪青山教授针灸过程中非常重视对五输穴、原穴的运用，针对面瘫等经筋病，提出了"多针浅刺、围刺"的新技术。李一清教授针对缺血性中风创造性提出了针灸八法，重视运用"温阳益气"法治疗气虚表卫不固，自汗、乏力，"益肾利脬"法治疗肾虚脬气、尿失禁。至王之虹、宋柏林、王富春等第三代传人，深入研究经穴脏腑相关理论并撰写了相关著作，并在特定穴配伍的基础上，系统化、科学化地进行腧穴配伍的理论与临床研究。创新性地提出了"同功穴"腧穴配伍理论、合募配穴治疗胃腑病、俞原配穴治疗五脏病、郄会配穴治疗急症、运腹通经法治疗单纯性肥胖症等。而以王洪峰、齐伟、刘鹏

为代表的第四代传人，除保持了原有的骨伤、软伤治疗优势外，开创了推拿治疗脏腑病的系列研究，率先在国内建立了第一家脏腑病推拿疗区。

❖ 第四节 学术思想

一、刘冠军

刘冠军（1929—2001 年），终身教授，国务院特殊津贴获得者。曾任长春中医学院附属医院院长、中华中医药学会理事、中国针灸学会理事等职。刘冠军教授十余次东渡日本，西行欧美，发扬光大中医之学，受到外国学者的欢迎，为促进国际交流做出了贡献，为振兴中医事业做了大量工作，入选"中华名医100 人"。

刘冠军教授作为长白山通经调脏手法流派的创始人，著有《脉诊》《子午流注易通》《刘冠军医学存真录》等专著 40 余部，发表论文百余篇。他所研制的"麝香抗栓丸"治疗中风、偏瘫，疗效确切，获省科技进步奖；研制的针灸经络腧穴智能模型，被评为国家科技进步奖和全国发明银奖，曾被国家选送到日本参加万国科技博览会展出。

刘冠军教授重视脉诊，主张"辨脉证，探求本源"，"别异同，揣摩病情"，认为诊断不明，很难收效。重视脾胃学说在针灸临床的使用。认为治疗当散聚开关，培土生金为主，选列缺、肺俞、丰隆、太白，灸脾俞、三里温脾益气。此皆本脾胃而论治。

刘冠军教授撰成《子午流注易通》一书。并改编徐氏歌诀为"逐日按时开穴歌"，按照该歌诀，只要推出日、时，即可迅速找出一天所开的经穴，并将计时方法由农历改为公历，以方便现代计时。

刘冠军教授强调经络辨证，认为经络与人体脏腑之间，以及内脏与五官之间相互关联，互相影响。认为正常人的气血循经络而遍布全身、营养脏腑四肢百骸。故须采用"平治于权衡"的治疗方法，根据经络"上下相连""左右贯通"及"维筋相交"的生理功能，采取"以上调下，以左治右"的方法来治疗疾病。

刘冠军教授著成《针挑疗法》，将45个针挑点，分别按头部、面部、耳区部、喉区部、胸腹部、上肢部、下肢部的顺序进行介绍，并对各点的部位、取法、与经脉关系、主治、操作法加以阐述。将针挑术式进行规范化，其中有挑点法、挑筋法、挑血法、挑液法、挑痕法、挑罐法，介绍各种术式的操作方法、作用及适应证。

二、纪青山

纪青山，男，1938年生，吉林省榆树县人，主任医师，教授。师从刘冠军。曾任中国针灸学会理事，吉林省针灸学会顾问等职。全国第二、三批老中医药专家学术经验继承人的指导老师，国务院特殊津贴获得者。

纪青山教授在治疗中采取审察整体、辨证论治、分清缓急、治标顾本的原则，擅治内、妇科疾病，并取得了显著疗效。参加编写全国高等中医院校函授教材《针灸学》《中医针法集锦》等20余部，发表论文60余篇。曾多次赴前苏联、韩国、马来西亚等国讲学及诊疗，国内外慕名求教、求医者络绎不绝。先后参加了通经接髓法治疗外伤性截瘫研究、多道电针机研制，循经感传和可见经络现象研究，经络腧穴智能模型研制等，其中经络腧穴智能模型获卫生部乙级成果和科技进步三等奖，人体经穴、头穴、耳穴微机化模型研究，获国家科学技术进步三等奖，为当代长白山通经调脏手法流派第二代的主要代表医家。

纪青山教授认为针灸治疗要注重辨病、辨证与辨经相结合，只有这样，才能取穴精确，疗效显著。可以根据四诊资料，运用脏腑辨证和疾病在经络上的反映来推断病证及所处经络，针刺该经腧穴以达到治疗目的，例如治疗胃病，常取中脘（胃经的募穴）配足三里（胃经的合穴）。

纪青山教授认为针灸取穴要注重运用肘膝以下的"五输"穴及"原"穴，究其原理，并在辨证配伍合理运用，做到取穴精少，疗效显著。例如他在临床治疗神志昏迷、热病痉厥，常取井穴如少冲、中冲、少商、少泽、关冲、商阳等浅刺出血；治疗高热惊风，取荥穴如鱼际、前谷、液门、劳宫浅刺而疾出针。

纪青山教授在临床治疗面瘫主张"多针浅刺"，即指一次治疗的针数较多，通常为30～40支针，在面部的针刺深度常常

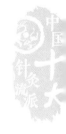

在 2 ~ 3 分。浮刺，有浅刺勿深以治肌肉寒急之意。对于治疗范围较大和病位较浅的寒气使用扬刺，远道刺则选用合谷穴、足三里、太冲穴等，直针刺选用地仓透颊车、攒竹透鱼腰等，小儿患者及不适宜留针患者用半刺。治疗痹证主张"温针灸"，即选穴后快速进针，以提插补泻得气后留针，将艾条段插针柄上，距离皮肤 2cm，每穴灸 3 ~ 5 穴，烧 4 ~ 6 分钟，每天一次，十天为一疗程，均取得显著的疗效。

三、李一清

李一清，男，1938 年生，吉林省吉林市人。出生于中医世家，是吉林省首批名中医，国务院特殊津贴获得者。

李一清教授主编、参编 9 部针灸专著。发表《针灸学 CAI 课件设计的探索》等论文 100 余篇。与武汉纺织工学院、同济医科大学协作编制了电子软件《针灸教学 CAI 系统》。与刘冠军等编导的《针刺手法》电教教材，于 1984 年获东北地区高校电化教材优秀奖，1985 年获卫生部电化教材优秀奖。编导制作的《中国针灸学图解》幻灯片，获优秀论著二等奖。是当代长白山通经调脏手法流派第二代的主要代表医家之一。

李一清教授在治疗热结旁流与湿热下痢方面有独特的见解，认为两者属于异病同治，当刺天枢、大横。四穴相配，针刺得气后，施以捻转泻法、盘摇法，具有调气整肠、健脾和胃之功能，从而达到泻下去实、导滞下行之功。

李一清教授针对缺血性中风的治疗提出了针灸八法。其中，醒脑开窍法用于卒中神志昏蒙、昏迷者；开噤豁痰法用于牙关紧闭、痰涎壅盛者；通腑泻热法用于中焦实便秘者；平肝息风法用于肝风内动者；开音利舌法用于语言障碍者；通经活络法用于气血痹阻、口角歪斜、半身不遂；温阳益气法用于气虚表卫不固，自汗或乏力者；益肾利脬法用于肾虚脬气、尿失禁者。

四、王之虹

王之虹，男，1954 年生，医学博士，教授，博士生研究生导师，国家重点基础研究发展计划（973 计划）首席科学家，原长春中医药大学校长。兼任世界中医药学会联合会中医手法专业委员会会长、中国针灸学会副会长、中国针灸学会针灸推拿结合专业委员会主任委员、中华中医药学会常务理事、教育部高等学校中医学类教学指导委员会副主任委员、吉林省针灸学会名誉会长等。主持承担国家重点基础研究发展计划（973 计划）、重大新药创制、国家自然科学基金等重大项目 20 余项。发表论文 20 余篇，主编著作 30 余部。

王之虹教授对脊柱相关疾病，如颈椎病、腰椎间盘突出症、中风、偏瘫、代谢类疾病、情志类疾病等疑难病的治疗有独到之处，认为脊柱相关疾病包括脊柱本身疾病（寰枢关节半脱位、颈椎病、胸椎小关节紊乱、腰椎间盘突出症等）和脊柱源性疾病（颈源性眩晕、颈源性冠心病、腰源性腹泻、腰源性痛经等），二者共性在于病之根源在脊柱平衡失调，筋歪骨错，故病异而治同，治疗上要注重辨证施治。

王之虹教授在推拿手法方面，认为手法就如工人手中的工具，掌握得越多，应用时选择的余地就越大。基于此，适时提出了治疗脊柱疾病要"筋肉与关节并重"的理念，强调整复关节要在充分松解软组织后进行，方能事半功倍，整复关节之后要进行理筋，方可巩固疗效，防止复发。手法操作方面，强调"沉稳着实，轻巧快活"，松解类手法，要求沉稳有力，均匀柔和，节奏要慢，忌轻快浮躁；整复类手法，要求力量轻，方法巧，速度快，力量活，忌用蛮力、生拉硬拽。施术之时，尽量分散病人注意力，做到"松其不意，复其不备"。务必做到"法之所出，使患者不知其苦"。

王之虹教授认为推拿治病时要注重经穴的选用，根据经穴的深浅和敏感性，灵活施用手法，推拿时要得气，使之有酸胀反应。注重"以痛为腧、点线结合"，通过对经络、神经、肌腱施以手法操作，可疏通经络，气血流畅，标本兼治方能达到良好效果。

五、宋柏林

宋柏林，教授，博士研究生导师，国务院政府津贴获得者。现任长春中医药大学校长，兼任吉林省政府决策咨询委员会委员、中华中医药学会医院管理分会副会长、中华中医药学会民间传统诊疗技术与验方整理研究分会委员、吉林省中西医结合学会会长、吉林省中医药学会副会长、吉林省中医药学会推拿学专业委员会主任委员等。

宋柏林自创了针灸结合自拟方治疗偏瘫、糖尿病、失眠等多套诊疗方案。编写《推拿治疗学》《糖尿病诊疗问答》等十余部专著，发表学术论文20余篇，承担国家中医药管理局中医特色临床诊疗技术规范研究课题十余项。已完成的"壮骨伸筋胶囊的研究"获吉林省科学技术进步二等奖。多次应邀出席日本健康医学学术研讨会，并达成数项合作协议。

宋柏林教授提出肥胖2型糖尿病患者出现胰岛素抵抗的中医病机关键为"六郁和络滞"。其中"六郁"是指以食、气、血、痰、热、湿的郁滞；"络滞"是络脉郁滞的病理状态。治疗时采用㨰法放松两侧骶棘肌、双下肢及前、侧面，以达到活血化瘀、疏经通络的功效；一指禅推中脘、关元，以祛痰降脂；按揉胰俞、脾俞、肾俞、足三里、阴陵泉、丰隆、太溪，以健脾益胃、和中化湿、温阳化气，加速胃肠升清降浊的作用。

宋柏林教授认为面肌痉挛多由人体正气不足，脉络空虚，致腠理不固，风寒之邪乘虚而入侵阳明之经，致面部经络闭阻，气血不畅，筋肉失于濡养而拘急弛纵。治疗以局部痉挛剧烈或最早出现痉挛处为中心，取28号3.0寸长毫针以0.5寸为半径进行围针浅刺，破皮即止，以疏通筋络、调和气血、息风止痉。

宋柏林教授认为隔姜灸温通力强；关元穴是任脉的强壮保健穴，与三焦元气相通，能提高机体抵抗力和自我调节能力，因此采用隔姜灸治疗原发性疼痛临床疗效明确。

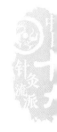

六、王富春

王富春，男，1961 年生，现任长春中医药大学针灸推拿研究所所长，二级教授、博士生导师。长白山学者特聘教授，全国优秀教师，吉林省有突出贡献专家，吉林省名中医，中国针灸学会常务理事、中国针灸学会产学研创新联盟专业委员会主任委员、中国针灸学会穴位贴敷专业委员会会长、世界中医药学会联合会手法专业委员会副主任委员、吉林省针灸学会会长，国家中医药管理局重点学科带头人，国家科学技术进步奖评审专家，国家自然基金项目二审专家，《中国针灸》《针刺研究》杂志编委，美国《TCM》杂志编委。

曾发表学术论文 200 余篇，主编出版学术著作 170 余部，完成省部级科研成果 20 余项，获中华中医药学会科学技术奖一等奖 1 项、二等奖 1 项，国家中医药科技进步三等奖 1 项，中国针灸学会科学技术进步二等奖 1 项，吉林省科学技术进步二等奖 5 项，吉林省科学技术进步三等奖 5 项，吉林省自然科学成果一等奖 2 项、二等奖 3 项。

教学方面，王富春教授主讲的《刺法灸法学》为省级精品课程，曾获得国家教学成果二等奖 1 项，吉林省优秀教学成果二等奖 1 项，三等奖 2 项，主编国家"十二五""十三五"规划教材《刺法灸法学》，高等院校精品教材《刺法灸法学》《中医针灸妇科学》《国际中医药从业人员指导用书·经络腧穴学》等教材 10 余部，培养博硕研究生 200 余名。

科研方面，王富春教授长期从事特定穴理论与临床应用研究，在全国率先提出了"合募配穴治疗六腑病""俞原配穴治疗五脏病""郄会配穴治疗急症"等特定穴配伍理论，并总结得出："远近配伍"是腧穴配伍的最佳方案，创新性提出"同功穴"新概念，为"一穴多症"到"一症多穴"的研究提供新思路。王富春教授首次提出了"主症选主穴、辨证选配穴、随症加减穴"的针灸处方选穴思路，受到国内外专家学者的认同。还创制了阴阳补泻针法，要求掌握穴位的不同针感层施术，同时提出平补平泻有单式和复式之分，在临床上得到全面的推广与运用。

临床方面，王富春教授总结出"镇静安神针法"治疗失眠、"振阳针法"治疗阳痿、"调胱固摄法"治疗小儿遗尿等独特的针灸治疗方法，其临床疗效显著，受到广大患者的一致好评。他还擅长运用古典针法治疗骨性关节疾病，尤其应用"苍龟探穴"针法治疗肩周炎，"青龙摆尾"针法治疗网球肘，"白虎摇头"针法治疗腰痛，"赤凤迎源"针法治疗坐骨神经痛、腰椎间盘突出等。王富春教授还发明创制了系列穴贴（减肥贴、活络止痛贴、暖宫止痛贴、镇静安神贴、清肝降火贴、清毒贴、靓眼贴、振阳贴等），取得了良好的经济效益和社会效益。

七、韩永和

韩永和，男，1959 年出生，吉林省农安市人，教授，硕士研究生导师，长春中医药大学中医手法研究所副所长，曾任中华中医药医学会推拿分会副秘书长。研究方向是推拿手法对内脏功能调节作用的研究，善于以推拿手法调整人体脏腑运动，协调阴阳，从而治疗冠心病、肥胖症、糖尿病、失眠症等常见病症。曾主持《针灸推拿减肥的临床研究》等省部级科研课题 10 余项，发表学术论文 20 余篇，主编国家级统编教材《推拿学》《推拿手法学》2 部，主编《中国推拿大成》《中国推拿》《推拿手法彩色图谱》等学术著作 10 余部，主编《腰椎间盘突出症自我康复锻炼挂图》《抓痧法折叠卡》各 1 套。另外韩永和教授发明"半球按摩器"，获得国家专利。多年来，韩永和教授共取得中华中医药学会科学技术奖三等奖 1 项，吉林省科技成果登记 4 项，吉林省自然科学成果奖 2 项。

韩永和教授主张将通阳散结推拿法作为治疗冠心病稳定型心绞痛的基本治疗大法，手法主要作用于胸腹部及双上肢，通过团揉腹部，振丹田，拿手三阴、手三阳经，拿揉胸大肌等手法，可有效改善心绞痛症状，从而提高患者的生存质量。

韩永和教授认为治疗中医"痧证"应以背部的膀胱经和督脉为主要治疗部位，直接作用于病邪侵犯之所，使侵袭于体内的邪气透表而出，达到邪去而正自复的治疗目的。

韩永和教授通过肘部重力按压与前推可使经络疏通、气血流畅，并使局部温热，通则不痛，热则痛缓，以达驱寒止痛之功。并通过刺激经络以及相对应腧穴调节各脏腑、组织之间的平衡，加速新陈代谢，修复组织损伤，以达到防病治病的目的。

八、刘明军

刘明军，男，1964 年 8 月生，教授，医学博士，博士研究生导师。现任长春中医药大学针灸推拿学院院长，兼任世界中医药学会联合会理事、中国针灸学会理事、世界中医药学会联合会手法专业委员会常务理事兼秘书长、中国针灸学会针推结合专业委员会副主任委员兼秘书长、中华中医药学会推拿分会常务理事兼副秘书长、中华中医药学会整脊分会副会长、国家中医药管理局重点学科推拿学科后备带头人。

刘明军推拿治疗软伤疾病研究突出，出版学术专著 42 余部，主编、副主编国家级规划教材 10 部，发表学术论文 70 余篇，主持和参加国家 973 计划项目、国家自然科学基金项目及省部级科研课题 20 余项，获得国家中医药科技进步奖、中华中医药学会科学技术进步奖等多项。

刘明军教授主张采用运腹推经法治疗单纯性肥胖，该手法的施用以肥胖发生的主要部位腹部为主，以健脾益胃、化痰消脂，兼疏肝理气、温补肾经。临床使用运腹通经法掌摩、掌揉、掌振腹部，继而掌推，沿任脉、足阳明胃经、足太阴脾经循行路线，点按天枢、气冲、大横、中脘、关元、足三里、丰隆、三阴交等。

刘明军教授针对慢性腰肌劳损采用循经弹拨的手法治疗，治疗时使用摩法及掌根揉法自上而下沿腰背部膀胱经往返治疗，继而于骶脊肌处用擦法，沿腰背部膀胱经往返弹拨。另外弹拨膈

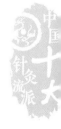

俞、胃俞、肾俞、大肠俞等，至局部温热为度。再使用擦法沿腰背部膀胱经，以皮肤透热为度，最后从上往下拍击腰背部，以皮肤微红为度。

刘明军教授在治疗颈椎病时主张点按百会、风池、四神聪、曲池、内关、合谷、足三里、阳陵泉、三阴交、大杼、肩中俞、大椎等穴。同时对病变椎体附着的筋膜、关节囊及颈肩部软组织及痛点，使用理筋松解手法，再使用治脊手法整复移位关节。

九、丛德毓

丛德毓，男，汉族，1961年生，吉林长春人。主任医师，教授，博士研究生导师。现任长春中医药大学附属医院常务副院长。长白山技能名师、中国针灸学会针推结合专业委员会常委、吉林省中西医结合学会推拿专业委员会主任委员。先后主持或参与省部级以上科研课题9项，其中国家973课题1项，国家科技支撑课题2项，国家自然科学基金课题2项；获得省科技进步二等奖2项，三等奖5项；主编或参编教材、著作5部，发表论文20余篇。

在推拿治疗软组织损伤方面，以擦、按、揉、摩、点等手法进行操作，促进局部的血液循环和瘀血的吸收，形成了独具特色的治疗方法。擅长用推拿手法治疗颈椎病、腰椎间盘突出症、肩周炎、腰部扭伤、腰肌劳损、疲劳综合征、月经病、失眠、头痛、胃痛、软组织损伤等内、外、妇科疾病。

丛德毓教授认为采用通经调脏的推拿手法可以促进卵巢功能恢复，调节内分泌紊乱，使基础体温恢复正常，因"腹者有生之本，百病根于此"，治疗时先用掌摩法顺时针摩全腹 5 分钟，之后掌揉小腹 5 分钟，再用拇指按揉关元、气海、子宫、足三里等穴，以调整脏腑的阴阳平衡。此外，沿患者背部两侧膀胱经施推法、擦法、揉法，再点按背部肾俞、命门穴，在背部及腰骶部采用横擦法，刺激量以透热为度，达到疏通经络、补益气血的目的。

针对老年人多因身体虚弱，阳气卫外不固，易感风寒之邪而缠绵难愈，丛德毓教授认为临床上可推拿背部膀胱经、督脉，配合温灸肺俞、肾俞、足三里、气海、关元等穴位可防治老年人气虚感冒。

十、王洪峰

王洪峰，男，教授，医学博士，博士后，博士研究生导师，现任长春中医药大学研究生院院长兼党委书记，国家中医药管理局针灸学重点学科后备学科带头人，吉林省科技厅针灸治疗神经系统疾病研究创新团队负责人，第三批吉林省高级专家，教育部新世纪优秀人才，首届中国针灸学会"华佗奖优秀青年科技工作者"。王洪峰教授长期从事针灸治疗神经系统疾病的研究工作，近年来先后承担国家重点基础研究发展计划（973 计划）课题 2 项，国家自然科学基金课题 2 项及其他省部级和厅局级课题 10 余项，获得吉林省科技进步二等奖 3 项，吉林省自然科学学术成果二等奖 1 项，中国针灸学会科学技术成果三等奖 1 项，编写国家"十二五"规划教材 1 部，主编及编写针灸学著作 5 部，发表高水平学术论文 50 多篇。

王洪峰教授根据五脏俞穴主治五脏所主疾病理论，直接针对痿证"五脏气热"的病机关键入手，采用同时针刺五脏俞（肺俞、心俞、肝俞、脾俞、肾俞）的方法治疗中医痿证（皮痿、脉痿、筋痿、肉痿、骨痿），取得满意疗效。

王洪峰教授在"治痿独取阳明""五脏俞主五脏病"等针灸学理论研究的基础上，提出了"温阳补气"治疗重症肌无力的治则，采用"温阳补气"针法治疗重症肌无力。该针法在治疗上具有温中和补虚的特点，使脾肾精血充足，健旺后天之本，使机体气血津液充足、脏腑功能正常、筋脉得以濡养，实现阳明实则宗筋润，精气足则筋骨强的治痿目的。

王洪峰教授根据"五脏俞主五脏病"理论，以肺俞、脾俞、肾俞为主穴，开展了针刺五脏俞治疗糖尿病性心肌病、糖尿病周围神经病变等糖尿病并发症效应机制的研究工作，并取得了较好的研究成果，进一步验证了"五脏俞主五脏病"的科学性。

十一、齐伟

齐伟，男，汉族，1974 年生，医学博士，副教授。世界中联中医手法专业委员会理事、吉林省劳动能力鉴定专家、吉林省针灸学会经筋诊治专业委员会常委、吉林省中西医结合学会秘书长、吉林省中医药学会推拿专业委员会副主任委员。发表论文40 余篇，出版著作 10 余部，主持并参与课题 20 余项。

齐伟认为导致颈源性冠心病的原因主要是由于颈部的交感神经链或交感神经受到外力的牵张、挤压等刺激时而兴奋，引发冠状动脉收缩、痉挛和狭窄，进而发生心肌供血不足等一系列病理变化，并出现心绞痛等冠心病的常见症状。在治疗时，应当针灸与推拿相结合，改善颈部肌肉痉挛、粘连，调整颈椎异常结构，解除对交感神经的刺激，从而改善心绞痛等症状。

齐伟依据中医学"以痛为腧"理论，提出应用张力下推拿治疗肩关节炎，即肩关节及周边肌肉、韧带在一定张力下，寻找限制肩关节活动的痛点，采用放松类手法松解局部粘连，改善微循环，加速炎性物质的吸收，促进病变修复，缓解疼痛。

齐伟在治疗膝骨性关节炎方面，主张采用环推髌骨法，可以迅速消除膝关节疼痛，恢复膝关节活动范围，此套手法不但能改善局部血液循环，疏通痹阻之经络，更能纠正膝关节生物力学之失衡状态，恢复正常力线，使膝关节胫骨平台受力均匀。

十二、刘鹏

刘鹏，男，汉族，1973 年生，医学博士，副教授。吉林省中医药学会第三届推拿学专业委员会委员、世界中医药学会联合会中医手法专业委员会第一届理事会理事。吉林省首批"百名优秀中医临床人才"、第五批国家级名老中医师承项目继承人。发

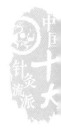

表论文 20 余篇，著作 10 余部，主持参与课题 10 余项。

刘鹏认为脾为后天之本，脾的运化对整个机体的健康有非常大的影响，故临床应重视脾的作用。他提出治疗儿童单纯性肥胖使用"扶脾抑胃推拿法"；治疗心脾两虚型失眠使用"健脾安神推拿法"；治疗痰浊阻滞型痛风高尿酸血症使用"运脾化浊推拿法"。

刘鹏认为肥胖 2 型糖尿病胰岛素抵抗的中医病机关键为"六郁和络滞"，将糖尿病分为郁、热、虚、损四期，提出针对各期不同的治疗方法。在郁证期（主要是气郁、食郁为主），施解郁推拿法治疗；在郁热期，用解热推拿法；在虚证期，用固本培元推拿法；络损经虚，应用"束悗疗法"。并且，他还根据《内经》记载，采用"束悗疗法"治疗糖尿病性周围神经病变。

十三、王朝辉

王朝辉，女，教授，医学博士。硕士研究生导师，长春中医药大学针灸推拿学院副院长，国家中医药管理局针灸学重点学科针灸标准化方向学术带头人，世界中医药学会痧疗罐疗专业委员会副会长，世中联中医手法专业委员会、中医翻译专业委员会理事，中国针灸学会针刺麻醉专业委员会、刺络与拔罐专业委员会、耳穴疗法专业委员会委员，吉林省针灸刺络拔罐专业委员会主任委员，从事针灸推拿临床及教学 18 年，善于用针灸治疗妇、儿疾病，针灸美容等。目前第一作者发表论文 40 余篇，著作主编 2 部，译著 1 部（第一译者），副主编 12 部，副主编及参编国家级规划教材 10 部，主持和参与国家 973 项目、国家自然基金等课题 30 余项，其中主持 10 项，参与获得中华中医药科技进步一等奖 1 项，中国针灸学会科技进步二等奖和三等奖各 1 项，吉林省科技进步二等奖 2 项，三等奖 3 项，吉林省高等教育科学研究优秀成果三等奖 1 项，吉林省自然科学成果三等奖 1 项。

◈ 第五节　学术影响

当代长白山通经调脏手法流派，基于其完整的师承体系，在继承上一代医家优秀思想理论的同时，又从临床实践中不断积累经验，将这些理论运用于临床实践中，在实践中不断更新理论内容，取其精华，去其糟粕，不断充实完善已有的理论体系。这使得当代长白山通经调脏手法流派的理论具有鲜活的生命力与时代感，在传承与创新中不断前行。

一、学术平台传播流派

学会是国家创新体系的重要组成部分，中医药类学会有着促进学术交流，继承发展中医药的重要作用，长白山通经调脏流派代代传人无不以立足学会、传播壮大流派学术思想为己任。流派创始人刘冠军教授先后任中华中医学会理事、中国针灸学会理事、全国中医基础理论研究会委员、东北针灸经络研究会副会长、吉林省中医学会理事长，开创了吉林的针灸人才队伍建设。流派传承人王之虹教授先后担任世界中医药学会联合会中医手法

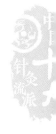

专业委员会会长、中国针灸学会副会长；宋柏林教授先后担任吉林省中西医结合学会会长、吉林省中医药学会副会长；王富春教授先后担任中国针灸学会常务理事、中国针灸学会穴位贴敷专业委员会会长等重要的学会职务。

中医手法历史悠久，是中医学的重要组成部分，也是中医最具特色的外治方法之一，涵盖了针灸、推拿、骨伤等技术手法。为继承发展中医手法，促进中医手法的国际交流与合作，2012年，在流派第三代传承人王之虹教授等努力下，成立了世界中医药学会联合会中医手法专业委员会，王之虹教授任会长，王富春教授任副会长，刘明军教授任秘书长。流派传承人以此为平台，将长白山通经调脏手法流派思想向世界各地传播，促进了中医手法的国际化发展。

吉林省针灸学会作为吉林省针灸医学科技工作者最高的学术团体，流派传承人刘冠军教授、王之虹教授、王富春教授先后担任会长职务，积极开展学术交流，促进了流派在吉林省的发展壮大，扩大了针灸疗法在吉林省的医疗卫生事业中的推广和应用。

穴位贴敷疗法在现代快节奏的社会中越来越受到人民的欢迎，为促进穴位贴敷疗法的发展，2015年，成立了中国针灸学会穴位贴敷专业委员会，流派传承人王富春教授当选为第一届中国针灸学会穴位贴敷专业委员会主任委员。2016年成立中国针灸学会穴位贴敷产学研创新联盟，王富春教授担任理事长。

流派代代传承人积极借助各类学会平台，传播流派思想，使越来越多的人了解长白山通经调脏手法流派，促进了流派的发展壮大。

二、学术会议名扬海外

随着"中医针灸"列入人类非物质文化遗产代表作名录，《黄帝内经》《本草纲目》等中医药典籍列入《世界记忆遗产名录》。2015 年，中国科学家屠呦呦因中药青蒿素获得当年度诺贝尔生理学或医学奖，中医药在世界影响力的不断扩大，越来越受到世界人民更多的关注。流派传承人与时俱进，积极参加国际会议，向世界传播中医药、促进流派走向世界。

流派创始人刘冠军教授先后十余次东渡日本，西行欧美，发扬光大中医之学，受到外国学者的欢迎，被聘为大阪教育文化研究所顾问，被阿根廷中华针灸学会聘为顾问，为促进国际交流做出了贡献，为振兴中医事业做了大量工作，入选《中华名医 100人》。王之虹教授担任世界中医药学会联合会相关职务，更是把推广中医药走向世界作为工作的重要部分，先后赴新西兰参加第十三届世界中医药大会，并主持中医流派分会场会议，向来自世界各地的中医学者展示流派手法发展情况。王富春教授先后赴澳大利亚、荷兰、新加坡、法国、美国、德国、马来西亚、韩国等国家进行技术演示和学术交流，宣传流派学术思想，正是流派一代代传承人的不懈努力，每年都吸引了大批外国针灸爱好者前来长春学习长白山通经调脏手法流派相关技能，为中医药的世界传播、针灸推拿走向全世界做出了重要贡献。

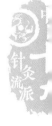

手法精湛是一个流派的生命力，是壮大、发展流派的不竭动力。流派第三代传承人王富春教授创立的"镇静安神针法"在世界针灸学会联合会、中国针灸学会官网得到推广发布，目前已在全世界50多个国家推广应用，十几年来治愈失眠患者过万人。其处方组穴被列入中国高等中医药院校统编教材《针灸治疗学》。并获得中华中医药学会科学技术一等奖，在全国中医药行业得到广泛推广运用。

流派传承人根据国家中医药发展战略部署，积极开展中医药标准化工作。2008年，王富春教授带领团队制定了《针灸技术操作规范第二部分：头针》，并由国家标准化管理委员会正式发布实施。2013年，世界针灸学会联合会发布了经过修改完善后的《Scalp acupuncture Manipulation》，增强了头针的世界影响力。头针标准的发布促进了针灸在国际上广泛传播，也扩大了流派在世界的知名度。

三、学术成果广泛应用

多年来，流派传承人先后承担了百余项国家自然科学基金课题、教育部博士点基金等省部级课题。2014年，更是在多年科研基础上，王之虹教授作为首席科学家带领流派传承人成功申报了国家重点基础研究发展计划（973计划）项目，成为吉林省历史上第一个973首席单位项目。

流派传承人深入挖掘古代经典处方，博采历代医家外用验方，立足临床经验，依托国家、省部级科研课题，针对临床常见病、多发病，先后提出"镇静安神针法治疗失眠""飞经走气针法治疗网球肘""醒神益气针法治疗中风偏瘫""多针浅刺针法治疗面瘫""合募配穴针法治疗胃腑、大肠腑、胆腑病""振阳针法治疗阳痿""俞原配穴针法治疗五脏病""郄会配穴治疗急症"等相关特效针法，在全国得到临床推广，取得了很好的治疗效果。

流派传承人积极将科研成果转化为生产力，实现产学研结合。王富春教授以"长效针灸"为创新新理念、"穴位给药"为给药新途径、采用"中药提取"的新方法、利用"经皮渗透"的新技术，研制出了"艾络康"系列穴贴。通过穴位给药，实现了药物的经皮吸收和经络穴位效应的双重治疗，使药物治疗直达病变经络脏腑，提高了药物治疗作用。研发的系列穴贴产品与传统口服药物的方法相比，避免了药物代谢时的损耗，以及对肝肾产生的毒副作用，深受广大患者欢迎。

四、学术著作影响深远

中医学的精华与传承只有通过著书立说才能留传千秋，成为后人学习、借鉴的资料。流派各代传承人紧密围绕流派特色，先后撰写出版了《脉诊》《子午流注易通》《刘冠军医学存真录》《中医针法集锦》《急证针灸备要》《针挑疗法》《针灸学》《经穴命名汇解》《针医心悟》《针灸明理与临证》《中国推拿大成》《东医宝鉴校释》《针灸诊治枢要》《经络脏腑相关的理论与临床研究》《灸法医鉴》《针法大成》《跟名师学穴位敷贴》《针灸救急》《针灸对症治疗学》等近300部学术著作和500余篇学术论文、SCI源期刊收录论文，使流派的学术思想在国内和国际得到了广泛的传播。

在几代传承人的不断努力下，流派的学术影响日渐深远。流派在今后的发展中也将会进一步应用现代科学技术手段，创新理论，创新技术，开展理论研究、临床研究、实验研究等工作，更加提高流派的学术水平、学术地位和社会影响力。

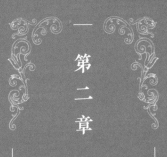

第二章　流派诊疗特色与技术

❖ 第一节　镇静安神针法

一、理论来源

王富春教授针对失眠病机提出了"三因学说"，即"阳不入阴，神不守舍"为主因，"气机逆乱，营卫失和"为次因，"精髓不足，脑失所养"为辅因，并在《标幽赋》中"涌泉璇玑并百会"三才取穴法的启发下，结合多年的临床经验，创立了"镇静安神针法"，表现为三方面的特点：取穴突出"新三才"取穴，即四神聪、神门和三阴交；针刺手法突出"新三才"刺法，浅中深适度；治疗时间突出经气流注之机，切中病机，效如桴鼓，取得了良好的临床疗效，在全世界十余个国家推广应用，十余年治愈患者近万人，并已被列入全国高等中医药院校精编教材《针灸治疗学》中。

（一）循经取穴

四神聪为经外奇穴，前后两穴均在督脉循行路线上，督脉直通于脑，又有支脉络肾贯心，具有镇静安神之功。

神门是心经原穴，心为元神之府，君主之官，为失眠发病所属之脏，神门，具有宁心安神、宽胸理气之功。

三阴交为足太阴、足少阴、足厥阴之交会穴，既能健脾胃，助运化，又能养血柔肝，滋阴益肾，养脑安神。

（二）精气神取穴

四神聪在头应天主气，神门在手应人主神，三阴交在足应地主精，故谓精气神取穴。

（三）阴阳相协

四神聪穴居头顶为阳，神门、三阴交各两穴，位四肢腹面为阴，阳部与阴部取穴之比为 1 ： 1。阳穴可重镇潜阳、宁静精府；阴穴可养心安神、益气补血、增液敛阳。八穴配伍达阴阳相合、刚柔相济之目的。

本法针刺取申时，下午 15：00-17：00，此时为阳退阴进的时刻，择此时治疗，阴始旺而阳始衰之时，助其阴而养血滋阴，制阳敛阳不使浮动，同时重安其神，使守其舍，阳静而神安。

二、临床应用

四神聪在头应天，浅刺至天部，前后两穴逆督脉循行方向进针，属迎而泻之以潜阳，左右两穴，在足太阳膀胱经循行路线上，肾与膀胱相表里，顺其经脉循行方向针刺，随而济之以滋阴，四穴均平刺 0.5 ～ 0.8 寸，针尖力求达到帽状腱膜下，针体不进不退，行针手法以小幅度、快频率捻转为主，力求获得沉、重、下压的得气感觉，以达抑阳重镇之效（图 1-1）。

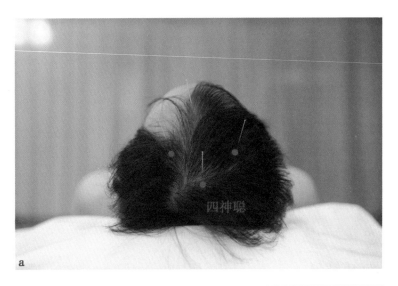

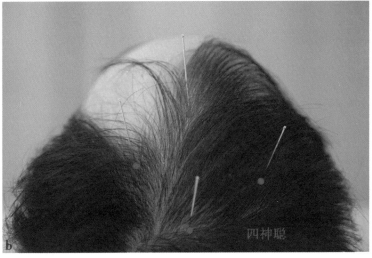

| 图 1-1 | 四神聪操作 |

神门在中应人，中刺至人部，直刺 0.3 ~ 0.4 寸（图 1-2）。

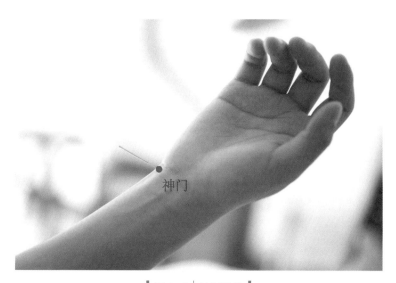

图 1-2 | 神门操作

三阴交在足应地，深刺至地部，直刺 0.5 ～ 1 寸（图 1-3）。

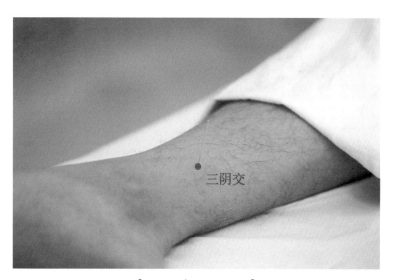

图 1-3 | 三阴交操作

神门、三阴交，以平补平泻为主，采用均匀的提插捻转手法，以柔和微酸麻感觉为度，以达育阴潜阳、镇静安神之功。

▶ 视频 1 │ 镇静安神针法

✧ 第二节　飞经走气针法

一、理论来源

古代各家对"飞经走气"针法虽有不同论述，但均以徐凤《金针赋》中所述为主，各家在此基础上又有发挥。但均保留了徐凤"飞经走气"针法中各法的特点。即青龙摆尾又称"苍龙摆尾法"，列为"飞经走气"针法中的第 1 法。徐凤在《金针赋》中描述此法为："青龙摆尾，如扶船舵，不进不退，一左一右，慢慢拨动"；白虎摇头法是"飞经走气"针法中的第 2 法。徐凤《金针赋》中记载："白虎摇头，似手摇铃，退方进圆，兼之左右，摇而振之"；苍龟探穴法是"飞经走气"针法中的第 3 法，徐凤《金针赋》中记载："苍龟探穴，如入土之象，一退三进，钻剔四方"；赤凤迎源针法为"飞经走气"第 4 法，是一种徐疾补泻法与飞法组合而成的复式针刺补泻手法，又称为"凤凰迎源"。《金针赋》中描述为"赤凤迎源，展翅之仪，入针至地，提针至天，候针自摇，复进其原，上下左右，四围飞旋"。王富春教授在徐凤飞经走气针法基础上和多年的临床积累，提出了自己的"飞经走气"针法理论，在临床治疗中效果显著。

二、临床应用

（一）青龙摆尾

青龙摆尾针法适合在穴位的浅层操作，动作适宜缓慢，自然均匀，左右对称一致，从而疏通局部气血，起到通关过节，催发经气，通络散结的作用，以达到最好的治疗目的，本法适用于网球肘、腰椎间盘突出症等疾病。

操作：患者仰卧位后，消毒后，斜刺进针，得气后，提针至天部，按倒针身，针尖指向尖部，执住针柄，不进不退，向左右摇摆九阳数。缓缓将针拔出，用棉球按压针孔（图2-1）。

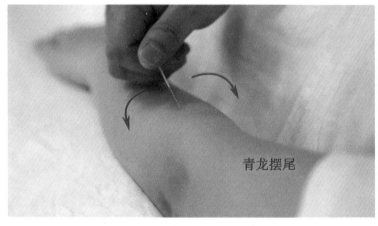

青龙摆尾

| 图 2-1 | 青龙摆尾操作 |

▶ 视频2 │ 飞经走气针法—青龙摆尾 │

（二）白虎摇头

白虎摇头针法反复操作，用力要求均匀自然，周而复始，从而达到左右摇振的效果，本法运用摇法以泄气，行气为主，兼能泄实，通过"摇"的过程达到疏通经络、行气、推行经气的目的，本法适用于肩关节周围炎、原发性高血压等疾病。

操作：患者仰卧位后，消毒后，进针至地部，得气后，两指针尾向外退针，再行退方进圆的手法，左右来回摇动，犹如摇铃，期间要有停顿，以使针体震动，摇摆九阳数。缓缓将针拔出，用棉球按压针孔（图2-2）。

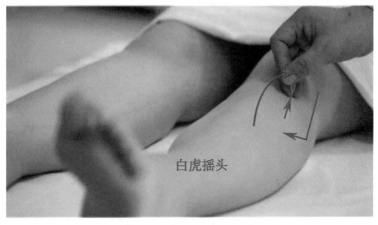

白虎摇头

│ 图2-2 │ 白虎摇头操作 │

▶ 视频3 | 飞经走气针法—白虎摇头

（三）苍龟探穴

苍龟探穴针法犹如龟入土探穴一般，四方钻剔，使针刺向不同的方向，从而搜寻最佳的针刺感应，本法行气为主，兼能补虚，可使针感由浅入深，扩散四周，收到疏通经络、行气的作用，亦有引气入深的作用，本法适用于颈椎病、骨性关节炎、类风湿关节炎等疾病。

操作：患者仰卧位后，消毒后，直刺进针，得气后，自深层退至浅层皮下，以先上后下法自左向右的方法斜刺进针，更换针向，每一方向由浅入深，分三部徐徐而行，待取得针感后，则依次退至浅层，再改变针向进针，出针后，按压针孔（图2-3）。

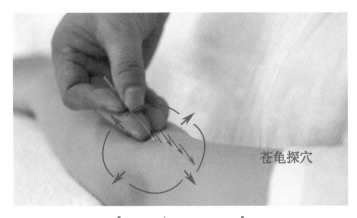

苍龟探穴

图2-3 | 苍龟探穴操作

▶ 视频4 │ 飞经走气针法—苍龟探穴 │

（四）赤凤迎源

赤凤迎源针法是一种徐疾泻法与飞法结合而成的复式针刺补泻手法，在操作中有较大的刺激量，在中层做飞法在于行络脉之气，催气守气，可以保持针刺感应，从而行气、守气，起到疏通经络、行络脉之气的作用，本法适用于坐骨神经痛、术后腹胀、肩手综合征等疾病。

操作：患者仰卧位后，消毒后，直刺进针至深层，再退针至浅层，待针下得气，针体自摇，插针至中层，边提插边捻转，然后用右手拇食指两指呈交互状，力度要均匀一致，已达四围飞旋之状，出针后，按压针孔（图2-4）。

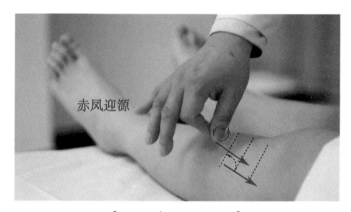

│ 图2-4 │ 赤凤迎源操作 │

▶ 视频 5 │ 飞经走气针法—赤凤迎源 │

✧ 第三节　醒神益气针法

一、理论来源

中风偏瘫是临床的常见病，采用醒神益气针法治疗中风偏瘫临床疗效显著。中风偏瘫的发生机理是由于风、火、痰、瘀等因素导致"窍闭神匿，神不导气"，在《针灸资生经》云："百会，百病皆主"的影响下，创立了"醒神益气法"，主要取穴是百会、内关（双）、足三里（双）；百会为督脉穴位，脑为元神之府，督脉入脑络，具有醒脑调神导气之功；内关穴为手厥阴心包经之络，别走手少阳经，又与阴维脉脉气相同，是奇经八脉交会穴之一具有益心安神，和胃降逆，宽胸理气，镇静止痛之功效；足三里是胃经的下合穴，"治痿独取阳明"，足三里穴是足阳明胃经之合穴，具有理脾胃、调气血、补虚宣畅气机等功效。语言不利配廉泉、地仓；上肢不遂配曲池、合谷；下肢不遂配阳陵泉、悬钟。取百会醒神之功，足三里益气之效，内关理气降逆之用，再加各配穴疏通局部经络气血，诸穴共达醒神益气之功效。

二、临床应用

醒神益气针法主要用于中风偏瘫的治疗，取百会、内关、足三里，语言不利配廉泉、地仓；上肢不遂配曲池、合谷；下肢不遂配阳陵泉、悬钟。百会位于后发际正中直上 7 寸，或当头部正中线与两耳尖连线的中点。浅刺至天部，顺其经脉循行方向针刺，平刺 0.5 ~ 0.8 寸，行针手法以小幅度、快频率捻转为主，力求获得沉、重、下压的得气感觉，以达醒脑调神导气之效（图 3-1）。

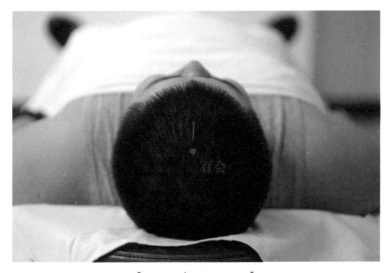

| 图 3-1 | 百会穴操作 |

内关位于腕横纹上两寸，掌长肌腱与桡侧腕屈肌腱之间。逆其经脉循行方向针刺，直刺 0.5 ~ 1 寸，毫针直刺入腧穴后，行针手法以小幅度、快频率捻转为主的泻法，直至上肢有抽动感为宜，以达到养心安神，和胃降逆，宽胸理气，镇静止痛的功效（图 3-2）。

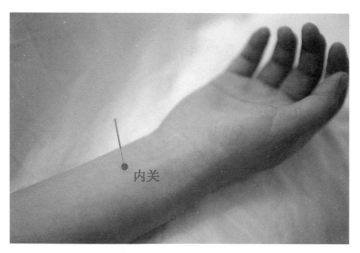

图 3-2 | 内关穴操作

足三里位于犊鼻下 3 寸，胫骨前嵴外 1 横指处。直刺 0.5～1 寸，毫针直刺入腧穴后，行针手法以小幅度、慢频率捻转为主的补法，直至下肢有抽酸胀感为宜，具有理脾胃、调气血、补虚宣畅气机等功效（图 3-3）。

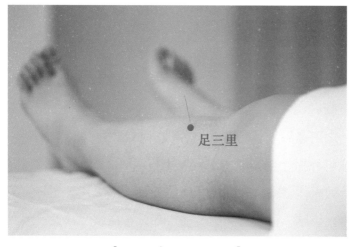

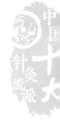

图 3-3 | 足三里穴操作

❖ 第四节　多针浅刺针法

一、理论来源

多针浅刺针法，就是在毫针浅刺的基础上，取穴较其他疗法相对较多的一种针刺治疗方法，是针刺治疗某些疾病初起的主要疗法。浅刺法，也就是《灵枢·官针》所述毛刺、半刺、浮刺等刺法。《灵枢·逆顺肥瘦》说："刺此者，以毫针浅刺而疾发针。"《素问·刺要论》说："病有浮沉，刺有浅深，各至其理，无过其道。"明代杨继洲说："百病初起，皆起于荣卫，然后淫于皮肉筋脉，是以刺法中但举荣卫，盖取荣卫顺逆则皮骨筋肉之治在其中矣。以此思之，至于部分有深浅之不同，却要下针无过不及为妙。"浅刺法分为接经浅刺法、局部浅刺法和围针浅刺法，从而形成了多针浅刺的特殊针刺治疗方法，此法取得了良好的临床疗效。

接经浅刺主要是循经脉循行进行多针浅刺的方法，用于小儿脑瘫的治疗，针刺治疗以醒脑开窍、健脑益智、活血化瘀、疏通经络为取穴原则，以督脉和膀胱经第一侧线为主，针刺以督脉为主，督脉有"总督诸阳"和"阳脉之海"之称，总督一身之阳气，刺之可激发人体阳气生成，促进小儿发育。督脉络肾入脑，刺督脉可补髓益脑，改善患儿智力；另外，督脉行贯头、颈背、腰骶，为人体之柱，刺之可强筋壮骨，纠正患儿运动异常。膀胱经直接入络脑，且各脏腑的背俞穴都分布在该经脉上，因此对脏腑的功能有调节作用，可起到调补肝肾、益精生髓、聪脑开窍作用。使用快速点刺的浅刺法,对经穴适当的刺激,调整经络脏腑,促进小儿发育和肢体功能的康复。局部浅刺多用于面瘫的治疗,面瘫多由络脉空虚,风寒或风热之邪乘虚侵袭面部筋脉,以致气血阻滞,肌肉纵缓不收而成。针刺多以局部经穴为主。面瘫患者初起,邪尚客于表,未曾入里,故治疗时宜浅刺,引邪消散。围针浅刺法是指以病变部位为中心,在其周围进行浅针围刺的方法。皮肤病多由于局部气血不通,经络阻滞所致,围针可起到疏风泄热,宣通局部气血的作用,使经脉畅通,肌肤得荣,实为治疗皮肤病之佳法。

二、临床应用

(一)接经浅刺法治疗小儿脑瘫

患儿俯卧位,以督脉和膀胱经第一侧线上的经穴为主,取督脉的哑门、大椎、陶道、身柱、神道、灵台、至阳、筋缩、中枢、脊中、命门、腰阳关等穴位;取膀胱经的大杼、风门、肺俞、厥阴俞、心俞、督俞、膈俞、肝俞、胆俞、脾俞、胃俞、三焦俞、肾俞等穴位,上肢障碍者以手阳明经为主,下肢障碍者以足阳明经为主。操作者双手消毒,穴位消毒。消毒后,进针深度约2~3分,快速捻转10余次,马上出针,出针后,用棉球按压针孔。隔日1次。经针刺治疗30次后,右上肢明显较前灵活,剪刀腿基本纠正,能站立并扶着行走,不仅能说单词,而且能讲一些简单句(图4-1、图4-2)。

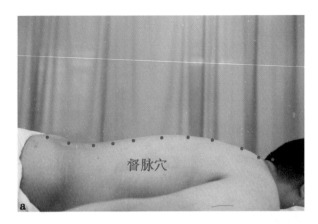

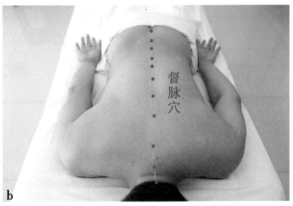

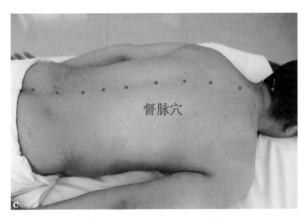

┃ 图 4-1 ┃ 督脉穴位操作 ┃

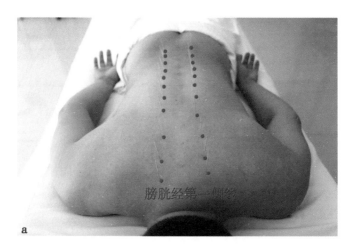

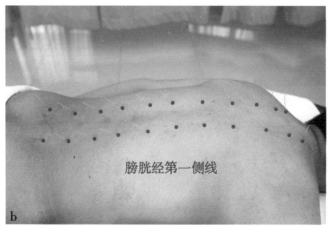

图 4-2 | 膀胱经穴位操作

▶ 视频 6 | 多针浅刺针法—接经浅刺

（二）局部浅刺法治疗面瘫

患者仰卧位，取穴翳风、下关、颊车、地仓、瞳子髎、阳白、太阳、攒竹、迎香、承浆、合谷等穴位，操作者双手消毒，穴位消毒。消毒后，毫针局部浅刺法，快速捻转后留针 30 分钟，出针后，用棉球按压针孔。每日 1 次。针 10 次后，口角歪斜即纠正，闭眼、皱眉尚不够灵活。再针 6 次后痊愈（图 4-3）。

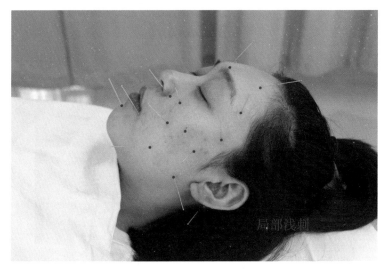

▎图 4-3 ▏局部浅刺法操作 ▎

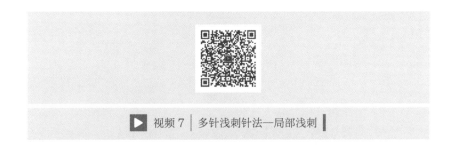

▶ 视频 7 ▏多针浅刺针法—局部浅刺

（三）围针浅刺法治疗皮肤病

患者仰卧位，以病灶局部为中心，沿病灶外缘进行围针，选用 0.28mm×15mm 美容针，以拇食指持针，在病灶周围正常皮肤处行多针围刺，针刺毫针数以将病灶包围为宜、针与针间可保持 1cm 左右距离。一般每侧 4 ~ 5 针，留针 30 分钟。每日治疗 1 次，10 次 1 个疗程（图 4-4）。

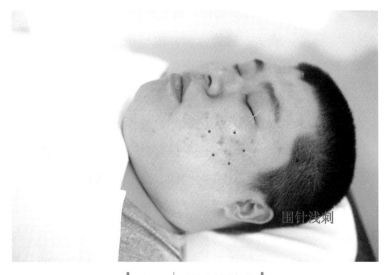

图 4-4 │围针浅刺法操作│

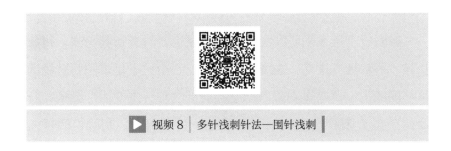

▶ 视频 8 │多针浅刺针法—围针浅刺│

◆ 第五节　五脏俞电针法

一、理论来源

五脏俞即肺俞、心俞、肝俞、脾俞、肾俞五个腧穴，是五脏经气输注于背腰部的腧穴。《灵枢·背腧》首载五脏俞的名称和位置。《素问·痿论》篇根据因、症、候的不同，将痿证分为皮痿、脉痿、筋痿、肉痿、骨痿五痿，因肺主皮毛、心主血脉、肝主筋膜、脾主肌肉、肾主骨髓所属关系，五痿分属五脏。五脏俞的配穴选择夹脊穴，夹脊穴位于督脉和足太阳膀胱经之间，足太阳经乃经脉的核心，五脏六腑均有腧穴注于其中，督脉总督诸阳经，乃阳经的统领，夹脊穴所在恰是督脉与足太阳膀胱经气外延重叠覆盖之处，夹脊穴于此联络沟通二脉，激活背部的经气。电针刺激五脏俞穴和夹脊穴可修复损伤的周围神经，可改善肌萎缩程度。因此将五脏俞、夹脊穴为主配合局部电针治疗本病，特色鲜明、优势突出，不局限于某一脏或几脏，而是整体调节五脏气机使之平衡，并加强局部作用，适用于各种不同类型痿证，为针灸治疗痿证另辟蹊径，值得更进一步研究。

肺俞位于足太阳膀胱经的第一侧线上，具有宣肺平喘、化痰止咳、清热理气之功，主要治疗皮痿；心俞位于足太阳膀胱经的第一侧线上，具有宽胸降气、宁心安神之功，主要治疗脉痿；肝俞位于足太阳膀胱经的第一侧线上，具有疏肝、利胆、明目之功，主要治疗筋痿；脾俞位于足太阳膀胱经的第一侧线上，具有健脾利湿、升清止泻之功，主要治疗肉痿；肾俞位于足太阳膀胱经的第一侧线上，具有益肾助阳、纳气利水、强腰聪耳之功，主要治疗骨痿，夹脊穴位于督脉和足太阳膀胱经之间，在背腰部，第1胸椎到第5腰椎棘突两侧，后正中线旁开0.5寸，主治上胸部、下胸部、腰部及下肢疾病，诸穴配伍，共同治疗痿证。

二、临床应用

（一）电针肺俞、夹脊穴治疗皮痿

皮痿，又名皮毛痿，是指皮肤萎缩、皱褶。"肺热，皮虚弱薄，著足痿躄，其色白而毛败，名曰皮痿，由肺热叶焦使然也"。

患者俯卧位，操作者双手消毒，穴位消毒。消毒后，肺俞采用毫针斜刺0.5～1寸，夹脊穴直刺0.5寸，不宜大幅提插捻转。针刺后在同侧的肺俞穴和夹脊穴上接上海产G6805型电针仪，正极接在肺俞，负极接在夹脊穴上，用疏密波，电压2V，频率2～30Hz。每天1次，每次15分钟，共治疗14天。

（二）电针心俞、夹脊穴治疗脉痿

脉痿是指下肢肌肉萎缩无力，胫部软弱不能站立，膝踝关节不能屈伸等。由心气热，气血走于上，而使下部血脉空虚；或因失血过多，经脉空虚，使肌肉麻痹，进而发生本病。

患者俯卧位，操作者双手消毒，穴位消毒。消毒后，心俞采用毫针斜刺0.5～1寸，夹脊穴直刺0.5寸，不宜大幅提插捻转。针刺后在同侧的心俞穴和夹脊穴上接上海产G6805型电针

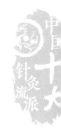

仪，正极接在心俞，负极接在夹脊穴上，用疏密波，电压 2V，频率 2 ～ 30Hz。每天 1 次，每次 15 分钟，共治疗 14 天。

（三）电针肝俞、夹脊穴治疗筋痿

筋痿是指口苦，筋急而痉挛，阴茎弛缓不收，滑精等。本病系由于肝气热，肝阴亏损；或过度耗损肾精，使筋和筋膜失去滋养而致。

患者俯卧位，操作者双手消毒，穴位消毒。消毒后，肝俞采用毫针斜刺 0.5 ～ 1 寸，夹脊穴直刺 0.5 寸，不宜大幅提插捻转。针刺后在同侧的肝俞穴和夹脊穴上接上海产 G6805 型电针仪，正极接在肝俞，负极接在夹脊穴上，用疏密波，电压 2V，频率 2 ～ 30Hz。每天 1 次，每次 15 分钟，共治疗 14 天。

（四）电针脾俞、夹脊穴治疗肉痿

肉痿是指肌肉萎弱麻痹之证，症见肌肉麻痹不仁，口渴，甚则四肢不能举动等。由脾气热而致肌肉失养，或湿邪困脾，伤及肌肉所致。

患者俯卧位，操作者双手消毒，穴位消毒。消毒后，脾俞采用毫针斜刺 0.5 ～ 1 寸，夹脊穴直刺 0.5 寸，不宜大幅提插捻转。针刺后在同侧的脾俞穴和夹脊穴上接上海产 G6805 型电针仪，正极接在脾俞，负极接在夹脊穴上，用疏密波，电压 2V，频率 2 ～ 30Hz。每天 1 次，每次 15 分钟，共治疗 14 天。

（五）电针肾俞、夹脊穴治疗骨痿

骨痿是指腰背酸软，难于直立，下肢痿弱无力，面色暗黑，牙齿干枯等。由大热灼伤阴液，或长期过劳，肾精亏损，肾火亢盛等，使骨枯而髓减所致。

患者俯卧位，操作者双手消毒，穴位消毒。消毒后，肾俞采用毫针斜刺 0.5～1 寸，夹脊穴直刺 0.5 寸，不宜大幅提插捻转。针刺后在同侧的肾俞穴和夹脊穴上接上海产 G6805 型电针仪，正极接在肾俞，负极接在夹脊穴上，用疏密波，电压 2V，频率 2～30Hz。每天 1 次，每次 15 分钟，共治疗 14 天。

◆ 第六节　振阳针法

一、理论来源

阳痿是男性性功能障碍的一种常见疾病，其临床表现为阴茎临房不举或举而不坚，不能完成正常性生活。王富春教授在多年临床实践中经过不断摸索和总结，针对命门火衰型阳痿病，在人体腰骶部位发现一个新穴，将其命名为"振阳穴"，该穴位于白环俞直下，会阳穴旁开 1 寸处，有温肾壮阳、大补元气的功效。"振"有振发，振奋之意，"阳"指阳气，"振阳穴"定位在膀胱经第一侧线在腰骶部的终点，可以起到温补元气的作用，会阳穴属足太阳膀胱经，位邻督脉，二脉皆属阳，因此可以起到助阳补虚的作用，"振阳穴"位于两者连线之交汇处，可取两穴治疗的共性，达到调整膀胱经经气的作用，针对命门火衰型阳痿的病因病机，对证取穴，效果显著。同时配合中医辨证取穴与针刺手法，确立了治疗本病的一种方法——振阳针法。该法取穴少、针感强，经临床验证疗效显著。

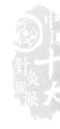

二、临床应用

适用于由命门火衰引起的阳痿，遗尿、癃闭等泌尿系统疾病以及下肢痿软等。

振阳穴：选用 3 寸毫针，刺入 2.5～3 寸。采用双手进针法，垂直于人体横切面快速进针，并使针体尽量沿骶结节韧带一端（坐骨结节）边缘进针；如遇有较大阻力，则将针向上提起少许，调整角度再行进针。采用提插、捻转的行针手法，直至患者得气，出现较为明显的酸麻或热感向前部传导和放散，以达到振奋肾阳，益肾填精之效。研究表明：在骶结节韧带深面阴部内动脉、阴部内静脉经过针体的腓侧，坐骨神经和与之伴行的臀下动脉、臀下静脉、臀下神经均经过针体胫侧，在骶结节韧带表面至臀大肌深面，从梨状肌下孔出穿出的臀下动脉、臀下静脉、臀下神经、股后皮神经均经过针体胫侧（图 6-1）。

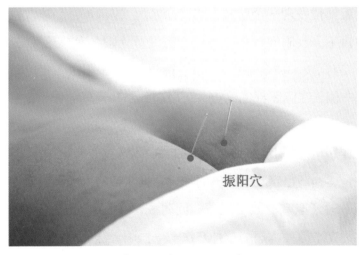

振阳穴

图 6-1 | 振阳穴操作

视频9 ┃ 振阳针法

◈ 第七节 补虚化瘀针法

一、理论来源

骨质疏松症，中医学称之为"骨痿""骨枯""骨痹"。一般分为原发性和继发性两大类。主要表现为疼痛、身长缩短、驼背、骨折、呼吸功能下降等。国外对骨质疏松症的研究工作较早，我国运用中医药防治骨质疏松症近十年刚刚开始，而针灸治疗本病的理论探讨和临床研究更为少见。"补虚化瘀"针法是根据辨证论治的思维方法，从脏腑辨证、气血辨证、八纲辨证等多角度，针对本病"多虚多瘀"的致病特点，确立了针灸治疗本病的"补虚化瘀"原则。具体说，即补肾壮骨以填精壮元阳，健脾益胃以温中养气血，活血化瘀以通经散瘀邪。合而用之，有助于增强脏腑的功能，改善筋骨的濡养，提高机体的功能活性。正如《素问·至真要大论》所言："谨守其机，各司其属，有者求之，无者求之，盛者责之，虚者责之，必先五脏。疏其血气，令其调达，而致平和，此之调也。"此治则充分体现了中医理论中治病

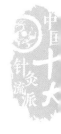

求本，标本兼治的原则。

补虚化瘀法选取大椎、大杼（双）、脾俞（双）、肾俞（双）、命门、足三里（双）、绝骨（双）作为治疗本病的主要穴位，行捻转补法，构成了补虚化瘀针法。其中脾俞、肾俞是五脏六腑之气输注于背部的腧穴。脾俞、肾俞二穴其位置接近内脏，更容易调节脏腑的虚实。脾俞健脾益气，肾俞补肾壮骨，两者合用恰好体现了"补虚"之功。另外脾有统血之功，针刺脾俞可活血通络，其法属阴。大椎为督脉与三阳之会，通诸经之阳气，其法属阳。与脾俞肾俞阴阳相配，行气活血，体现了"化瘀"之功。悬钟、大杼分别是髓会、骨会。二者一上一下，益髓壮骨，是治疗本病的重要配穴。命门、足三里均为补益要穴。命门可补周身之元气，重在补益先天，足三里调理脾胃，益气固本，重在补益后天。先天后天同补相配，特别针对于本病多虚的致病特点，可增强本针法的补益作用。

二、临床应用

嘱患者取俯卧位，全身放松。操作者双手消毒，穴位消毒。消毒后选取脾俞穴直刺 1 寸，进针时针由浅入深，由左向右行捻转补法至局部产生酸、胀的针感。肾俞穴直刺 1 寸，进针时针由浅入深，由左向右行捻转补法至局部产生酸、胀的针感（图 7-1、图 7-2）。

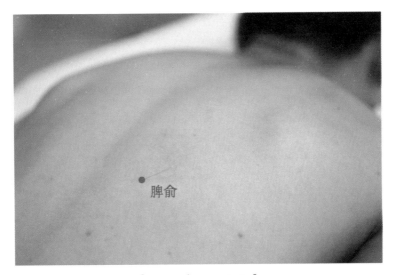

图 7-1 | 脾俞穴操作

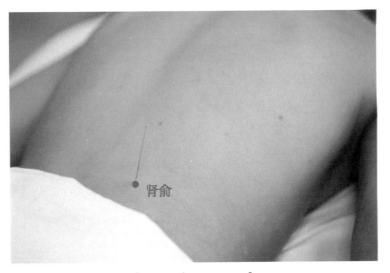

图 7-2 | 肾俞穴操作

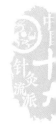

选取悬钟穴采用指切法直刺进针 1 寸，行捻转补法，由浅入深，至腧穴部产生沉紧、酸胀的针感，向足踝部放散。选取大杼

穴平刺进针 0.5 寸，行捻转补法，至腧穴部产生沉紧、酸胀的针感（图 7-3、图 7-4）。

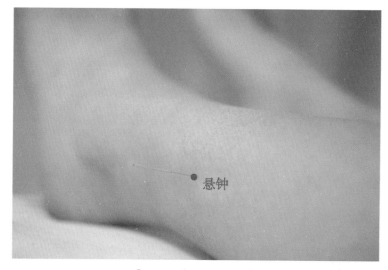

| 图 7-3 | 悬钟穴操作 |

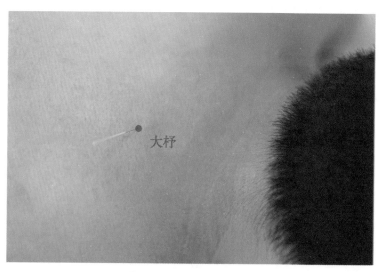

| 图 7-4 | 大杼穴操作 |

选取大椎穴垂直进针 1 寸，采用提插补法，行针使患者产生局部产生酸、胀的针感，以达活血化瘀之效。选取命门穴采用指切进针法，针尖斜向上约 75° 刺入，进针约 1.5 寸，行针至针下沉紧（图 7-5、图 7-6）。

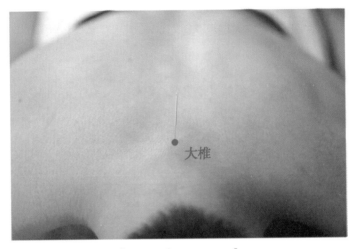

图 7-5 │ 大椎穴操作

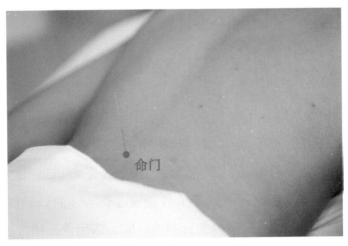

图 7-6 │ 命门穴操作

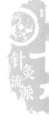

足三里穴采用直刺进针 1 寸，得气后由浅入深行捻转补法（图 7-7）。

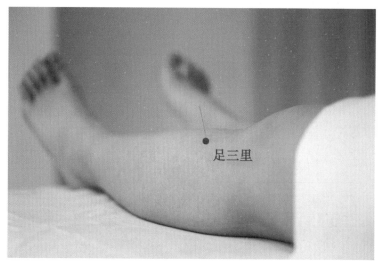

足三里

国家中医药管理局厘定中国十大针灸流派

┃ 图 7-7 ┃ 足三里穴操作 ┃

❖ 第八节　调胱固摄针法

一、理论来源

中医学认为小儿素体虚弱，肾气不足，下元虚寒，则闭藏失职，致使膀胱气化功能失调，不能制约水道，而发生遗尿。针灸方法在治疗小儿遗尿的多种方法中，疗效显著。传统针灸方法多以针刺腹部腧穴为主，但王富春教授通过多年的临床研究总结出调胱固摄针法，不同于传统针刺的取穴，选用背部腧穴进行针刺，配合隔姜灸下腹部腧穴进行治疗，培本固元，增强膀胱约束之功。通过针灸的疏通经络，扶正祛邪，调和阴阳的三大治疗作用，从整体观念出发，辨证施治，选穴精简，组方科学，具有稳定的疗效。

调胱固摄针法所取膀胱俞、白环俞为足太阳膀胱经腧穴，可以调节膀胱功能，同时又是背俞穴，擅长治疗腑病，能增强膀胱约束之功；振阳穴为王富春教授多年临床总结出的治疗阳痿、遗尿的经验效穴，有补肾固摄，温阳健肾的疗效；三阴交为足三阴经之交会穴，能补足三阴之气以益气健脾，加强膀胱之约束，且弥补先天的不足，以达到培土固本的目的，现代研究表明，三阴交对下焦的调节作用明显，可调节膀胱张力，使松弛者紧张，紧张者松弛，为治疗本证不可缺少的要穴；中极、气海位于下腹部，且中极为膀胱经募穴，与膀胱俞配合为俞募配穴，可振奋膀胱之气，恢复膀胱气化功能；气海为任脉腧穴，可温补肾之元气，以益脾肺之气，是补气健脾强身之要穴；姜性辛温，隔姜灸上述腧穴可使肾与膀胱得以温煦，加强补肾益气之作用，有利于膀胱舒缩。诸穴相配使脾气得健，肾气得充，膀胱得以制约，遗尿则止。

二、临床应用

膀胱俞、白环俞垂直进针 2 寸，用提插补法行针至局部产生酸、胀的针感（图8-1、图8-2）。

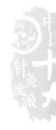

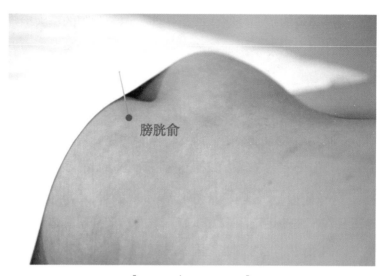

图 8-1 | 膀胱俞操作

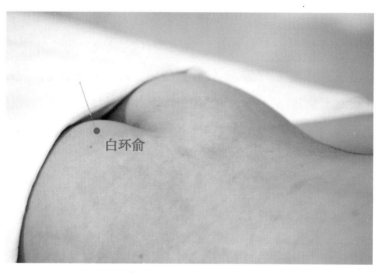

图 8-2 | 白环俞操作

振阳穴采用夹持进针法，向前透刺 2.5 寸；采用提插补法，行针使患者产生向前传导的放电样针感，三阴交直刺 1 寸，行捻

转补法，至腧穴部产生酸胀的针感，向踝部放散，留针30分钟
（图8-3、图8-4）。

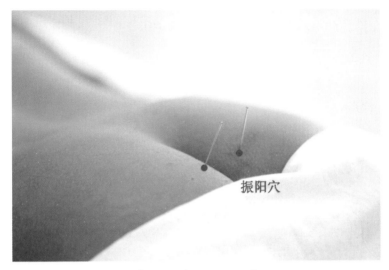

图8-3 ｜ 振阳穴操作

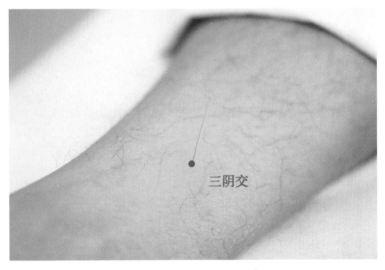

图8-4 ｜ 三阴交穴操作

　　针刺完毕后，嘱患者取仰卧位，充分暴露下腹部，进行隔姜灸。将生姜切成0.3～0.4mm厚的姜片，用针将其穿数个孔，然后放在所要施术的腧穴部，把艾炷放在姜片上，每次灸7～9壮，换艾炷不换姜片（图8-5、图8-6）。

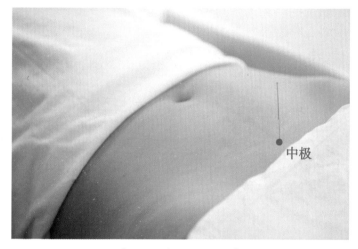

图 8-5 中极穴操作

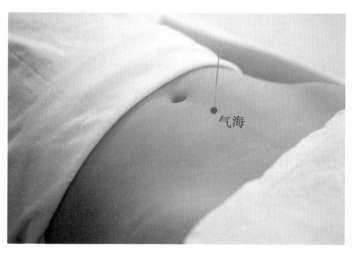

图 8-6 气海穴操作

❖ 第九节　合募配穴针法

一、理论来源

"合募配穴针法"是王富春教授于 1989 年根据中医经典理论和自己多年的临床工作经验提出的一种新的特定穴配伍理论，并进行了较为深入的理论研究和配伍特点分析。该理论源于《素问·阴阳应象大论》中记载的"阳病治阴"和《灵枢·邪气脏腑病形》中"合治内府"的描述，认为六腑病证应多取募穴、下合穴治疗。王富春教授认为合募配穴治疗腑病具有取穴精、作用效果好的特点。经过长期的临床研究表明，利用"合募配穴法"在治疗膀胱、胃、胆、大肠腑疾病具有良好的疗效。

合募配穴治疗腑病合募配穴之"合"指下合穴而言，又称"六腑下合"，亦称"六合穴"，是手足三阳经之气下合于足三阳经的 6 个腧穴，包括小肠之下合穴下巨虚（胃经穴）、大肠之下合穴上巨虚（胃经穴）、三焦之下合穴委阳（膀胱经穴）、膀胱之下合穴委中（膀胱经穴）、胃之下合穴足三里（胃经穴）、胆之下合穴阳陵泉（胆经穴）。其中足三阳经之下合穴与其合穴相同。即《灵枢·本输》中提出的"六腑皆出足之三阳，上合于手者也"。其主要分布于下肢膝关节附近，有"上病下取"之意。《灵枢·邪气脏腑病形》中"荥输治外经，合治内府"；《素问·咳论》云："治腑者，治其合"，说明下合穴是治疗六腑病证的主要穴位之一。合募配穴之"募"是指五脏六腑之气汇聚于胸腹部的募穴，又称"腹募穴"，包括胆募日月、大肠募天枢、心包募膻中、胃募中脘、三焦募石门、小肠募关元、膀胱募中极、肺募中府、脾募章门、心募巨阙、肾募京门、肝募期门。《难经·六十七难》载："五脏募皆在阴而俞在阳者，何谓也？然，阴病行阳，阳病行阴，故令募在阴。"明代张世贤《图注八十一难经辨真》说"阳病行阴，当从阴引阳，其治在募"。说明募穴属阴，对六腑病证有着特殊的疗效，是治疗六腑病的重要腧穴。下合穴在主治上偏于内腑，重在通降；募穴在主治上亦偏重内腑或阳经的病邪。因此将合募相配，更适于治疗腑病、实证、热证。下合穴位于下肢，其位在下，与脏腑有纵向联系；募穴位于胸腹部，其位在上，与脏腑有横向联系，二者相配属上下近远配穴。一升一降，升降相合，纵横协调，气机通畅，阴阳相续而腑病可除。

二、临床应用

（一）足三里、中脘治疗胃腑病

方义：中脘为足阳明胃经之募穴，是治胃腑病症之要穴，针此能消散阴寒，通降胃气；手足六阳经脉的经气从六腑的下合穴处别入于内而分属于六腑，所以下合穴是治疗六腑疾病的主要穴位之一，足三里为足阳明胃经之下合穴，具有通降腑气的作用。二穴配伍可达调气利血、补益脾胃、温经通络、导滞化瘀之功。通则不痛，则胃痛可除。

患者取仰卧位，对患者双侧足三里穴、上巨虚穴局部皮肤进行常规消毒。足三里穴：先在足三里穴区按压得敏感点后刺入，施以气至法导针感向上，如能入腹最佳。中脘穴：取仰卧位。在腹正中线上，脐上 4 寸处，当胸骨体下缘与脐中连线的中点。常规消毒后，用 2 寸毫针迅速准确地刺入 1 寸左右，行捻转手法，平补平泻，待出现针感后留针 30 分钟。待胃痛明显好转后，令病人吸气收腹，再慢慢放松腹肌，如此反复进行 5～10 次。二穴配伍可达调气利血、补益脾胃、温经通络、导滞化瘀之功。通则不痛，则胃痛可除（图 9-1、图 9-2）。

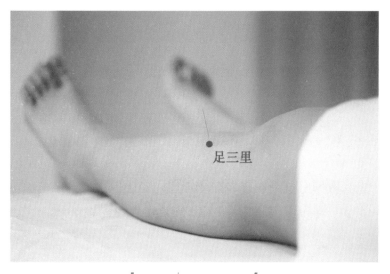

图 9-1 足三里穴操作

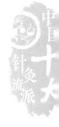

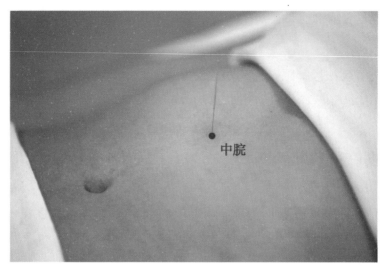

图 9-2 中脘穴操作

（二）上巨虚、天枢治疗大肠腑病

方义：天枢与上巨虚同属足阳明胃经，天枢穴居中焦，为腹部大肠募穴，是气机升降出入之枢纽，上巨虚为大肠腑的下合穴，可通降腑气，合募同用，则共收调畅气机，理气通腑之功效。

患者取仰卧位，对患者双侧天枢穴、上巨虚穴局部皮肤进行常规消毒。对天枢穴采用快速破皮，然后缓慢垂直深刺 1 寸左右，至腹肌层（操作者感针下沉紧，同时患者腹肌有明显收缩），不提插捻转；对上巨虚采用快速破皮，进针约 1 寸，以提插捻转为主，手法平补平泻，以患者能够耐受为度，均留针 30 分钟后出针（图 9-3、图 9-4）。

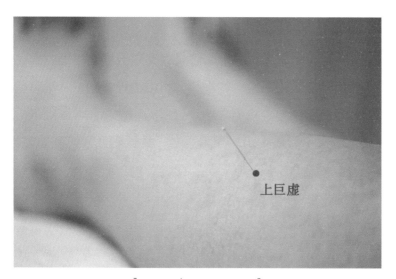

图9-3 上巨虚穴操作

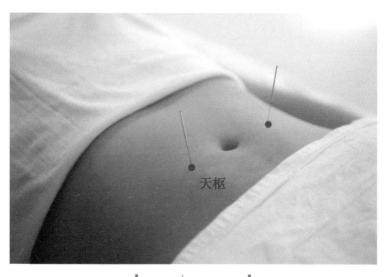

图9-4 天枢穴操作

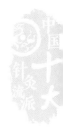

71

（三）阳陵泉、日月治疗胆腑病

方义：足少阳胆经合入于阳陵泉，又是五输之中的合穴，根据"经脉所过，主治所及"的规律，可以治疗本腑病，具有和解少阳、疏泄肝胆、缓急止痛之功。日月为胆之募穴，胆经气机汇聚于此。本穴又为足太阴、少阳之会，故针刺此穴可利胆降逆，调理胃肠，主治胁肋痛、呕吐、吞酸、黄疸、胆囊炎、胆囊结石等胆腑疾病。

患者取仰卧位，对患者双侧阳陵泉穴、日月穴皮肤进行常规消毒。对阳陵泉穴采用快速破皮，然后向腘窝方向深刺 1 寸左右，得气后行捻转泻法；对日月采用平刺进针，进针约 0.5 寸，以提插捻转为主，手法平补平泻，以患者能够耐受为度，均留针30 分钟后出针。（图 9-5、图 9-6）

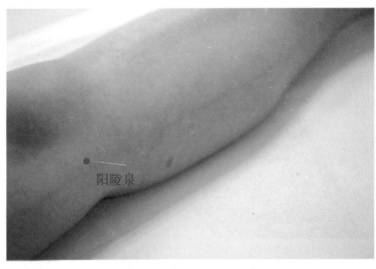

图 9-5 | 阳陵泉穴操作

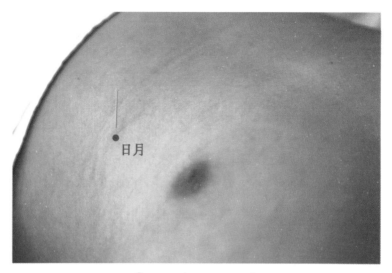

图 9-6 │ 日月穴操作

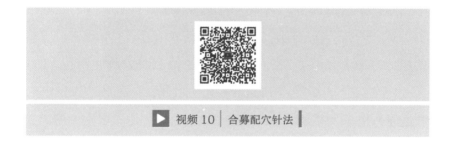

▶ 视频 10 │ 合募配穴针法

◆ 第十节　俞原配穴针法

一、理论来源

　　俞原配穴针法在临床上有很满意的疗效。但"俞原配穴"在古今文献中记载很少，其应用最早是在《针灸甲乙经》中提到过，

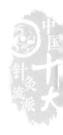

即"肺胀者，肺俞主之，亦取太渊"；《灵枢》中指出对心肺等脏病多用背俞穴与原穴治疗。王富春教授临床取肺俞、太渊治疗肺系疾病；肾俞、太溪治疗肾系疾病；心俞、神门治疗心系疾病；肝俞、太冲治疗肝系疾病；脾俞、太白治疗脾系疾病疗效显著。背俞穴位于背部属阳，脏属阴，在《难经·六十七难》中有"阴病行阳"之说，即五脏有病，当取其相应背俞穴而治之。背俞穴如心俞、肝俞、脾俞、肺俞、肾俞等，《灵枢·背腧》云："……肺俞在三焦之间，心俞在五焦之间，膈俞在七焦之间，肝俞在九焦之间，脾俞在十一焦之间，肾俞在十四焦之间，皆挟脊相去三寸所。"原穴位于四肢腕踝关节附近，是脏腑原气所经过和留止的部位。《黄帝内经·九针十二原》中有"五脏有六腑，六腑有十二原，十二原出于四关，四关主治五脏。五脏有疾，当取之十二原。十二原者，五脏之所以禀三百六十五节气味也。五脏有疾也，应出十二原。"故十二原者，主治五脏六腑之疾也。《难经·六十六难》云："经言肺之原，出于太渊；心之原，出于大陵；肝之原，出于太冲；脾之原，出于太白；肾之原，出于太溪；少阴之原，出于兑骨；胆之原，出于丘墟；胃之原，出于冲阳；三脑炎之原，出于阳池；膀胱之原，出于京骨；大肠之原，出于合谷；小肠之原，出于腕骨。"然而背俞穴和原穴都对五脏病具有特殊治疗作用，如《针灸甲乙经》亦论"心胀者，心俞主之，亦取列缺。肺胀者，肺俞主之，亦取太渊。肝胀者，肝俞主之，亦取太冲。脾胀者，脾俞主之，亦取太白。肾胀者，肾俞主之，亦取太溪。胃胀者，中脘主之，亦取章门。大肠胀者，天枢主之。小肠胀者，中主之。膀胱胀者，曲骨主之。三焦胀者，石门主之。胆胀者，阳陵泉主之。"所以将背俞穴和原穴配合应用治疗五脏病在临床上有很好的疗效。

二、临床应用

（一）肺俞、太渊治疗肺系疾病

方义：肺之原穴太渊配肺俞治疗肺系疾病，咳嗽、气喘、鼻塞、流涕、喷嚏等，太渊穴为手太阴肺经之原穴，为肺脏原气经过和留止之处，又为五输穴之输穴，有顺气平喘、化痰止咳之用。肺之原，出于太渊，是肺脏真气所注，取之肃理肺气。

患者取俯卧位，对穴位进行常规消毒后，对太渊穴直刺0.3～0.5寸，局部有酸胀感。肺俞向内斜刺0.5～0.8寸，局部酸胀，针感可扩散至肋间及肩部，留针30分钟（图10-1、图10-2）。

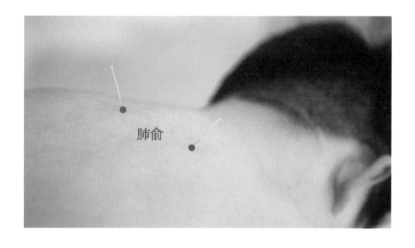

肺俞

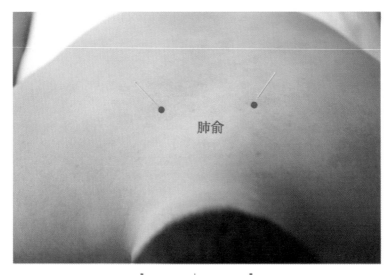

▌图 10-1 ▏肺俞操作 ▌

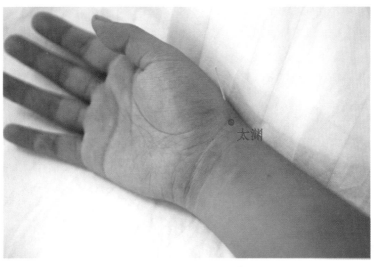

▌图 10-2 ▏太渊操作 ▌

（二）肾俞、太溪治疗肾系疾病

方义：肾之原穴太溪配肾俞治疗肾系疾病，水肿、尿频、夜尿多等，肾俞在十四焦之间，取肾之背俞穴，调补肾气，肾脏的寒湿水气由此穴外输膀胱经。太溪是肾脏原气所经过和留止的部位，有益肾、清热、强腰之功。

患者取俯卧位，对穴位进行常规消毒后，对太溪穴进行直刺 0.5 ～ 1 寸，局部酸胀，施以平补平泻手法，使麻电感向足底扩散。肾俞直刺 0.5 ～ 1 寸，局部酸胀，有麻电感向臀部及下肢放散，留针 30 分钟（图 10-3、图 10-4）。

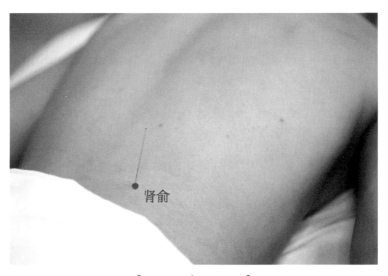

| 图 10-3 | 肾俞操作 |

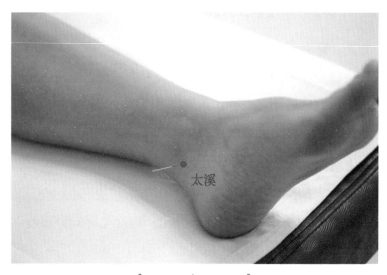

| 图 10-4 | 太溪操作 |

（三）心俞、神门治疗心系疾病

方义：心之原穴神门配心俞治疗心系疾病，心悸、气短、夜不寐等，心俞是心气转输于后背体表的部位；神门心之原穴，开心气之郁结，两穴相配，宽胸理气，通络安神。

患者取俯卧位，对穴位进行常规消毒后，心俞穴一般向椎体方向斜刺 0.5 ~ 0.8 寸，针感向肋间扩散，局部酸胀，针感可沿季胁到达前胸。神门直刺 0.3 ~ 0.5 寸，局部酸胀，并可有麻电感向指端放散感，留针 30 分钟。（图 10-5、图 10-6）

国家中医药管理局厘定中国十大针灸流派

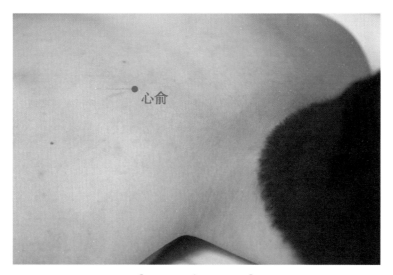

图 10-5 │ 心俞操作 │

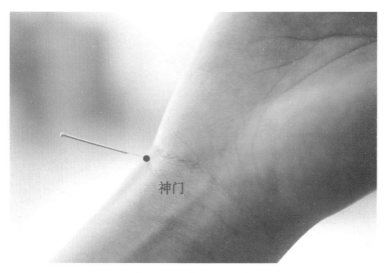

图 10-6 │ 神门操作 │

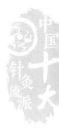

（四）肝俞、太冲治疗肝系疾病

方义：肝之原穴太冲配肝俞治疗肝系疾病，胁肋疼痛、口干、口渴、目涩等，肝俞是肝气输注的部位；太冲是足厥阴肝经的输穴和原穴，为肝经大的通道所在，即元（原）气所居之处。故两穴相配具有疏肝利胆，理气明目之功。

患者取俯卧位，对穴位进行常规消毒后，对肝俞穴向内斜刺0.5～0.8寸，局部酸胀，针感可扩散至肋间；太冲向外下斜刺1.0～1.5寸，有时出现麻电感向足底放散，留针30分钟（图10-7、图10-8）。

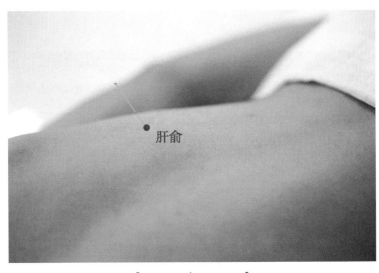

图10-7 肝俞操作

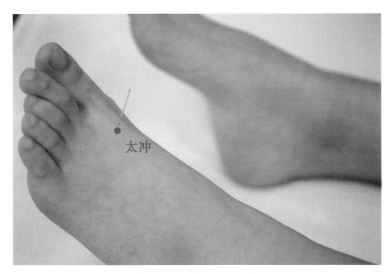

▐ 图 10-8 ▏太冲操作 ▐

（五）脾俞、太白治疗脾系疾病

方义：脾之原穴太白配脾俞治疗脾系疾病，便溏、纳差、不思饮食、乏力等，脾俞是脾的背俞穴，是脾气转输于后背的部位；太白是足太阴脾经的输穴和原穴，具有扶脾土、和中焦、调气机、助运化等作用，故两穴相配健脾和胃，利湿升清。

患者取俯卧位，对穴位进行常规消毒后，对脾俞穴向内斜刺 0.5 ~ 0.8 寸，局部酸胀，针感可扩散至腰间；太白直刺 0.5 ~ 1.0 寸，局部有酸胀感，留针 30 分钟（图 10-9、图 10-10）。

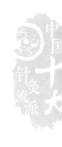

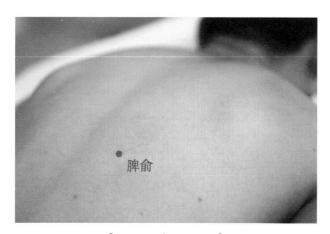

图 10-9 | 脾俞操作

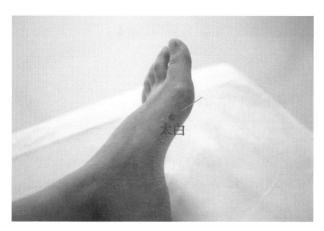

图 10-10 | 太白操作

视频 11 | 俞原配穴针法

国家中医药管理局厘定中国十大针灸流派

◆ 第十一节　郄会配穴针法

一、理论来源

在古代文献，对郄穴和八会穴的主治多有记载，它们强调郄穴和八会穴都可以治疗急性病，归纳如下：阳经郄穴多治疗急性疼痛，八会穴可以治疗与脏、腑、筋、骨、血、脉、气、穴、髓相关的急慢性疾病。广州中医药大学第一附属医院王照浩提到肺经孔最配血会膈俞治疗肺疾引起的咳血，但并没有提出"郄会配穴"这样的名词。直到 20 世纪 80 年代王富春教授卓有新意地提出了"郄会配穴"名词，将郄穴和八会穴这两个功能相似的特定穴联合应用，以加强单个腧穴对急性病和血证的治疗作用。随后，在南京中医药大学的王启才等人编纂的《针灸医学宝典》及天津中医学院石学敏院士编写的《针灸治疗学》中相继叙述了"郄会配穴法"这样的名词，但并没有对郄会配穴法的机理做具体的阐述。

郄穴的名称和位置首载于《针灸甲乙经》。郄穴是各经脉在四肢部经气深聚的部位。郄穴在十二经脉、阴阳跷脉和阴阳维脉各有一个郄穴，合为十六郄穴，包括肺郄孔最、大肠郄温溜、心包郄穴郄门、三焦郄会宗、心郄阴郄、小肠郄养老、脾郄地机、胃郄梁丘、肝郄中都、胆郄外丘、肾郄水泉、膀胱郄穴金门、阴维筑宾、阳维阳交、阴阳跷脉交信与跗阳。《素问》曰："足太阳之疟，令人腰痛头重……刺郄中出血"，"中热而喘，刺足少阴，

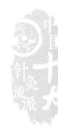

刺郄中出血"。归纳起来，阴经郄穴多治血证，阳经郄穴多治急性疼痛。八会穴分别具有主治脏、腑、骨、髓、气、血、筋、脉八类疾病的作用。八会穴首载于《难经·四十五难》："经言八会者，何也？然腑会太仓（中脘）、脏会季肋（章门）、筋会阳陵泉、髓会绝骨、血会膈俞、骨会大杼、脉会太渊、气会三焦外一筋直两乳内也"。《难经·四十五难》："热病在内者，取其会之气穴也。"说明八会穴还可以治疗某些热病。

二、临床应用

（一）梁丘、中脘治疗急性胃痉挛

方义：胃经郄穴梁丘配腑会中脘治疗急性胃痉挛，梁丘为阳经郄穴可以止痛，中脘为腑气之会，可以激发胃气，缓解痉挛，两个穴位合用，各发挥其长处，可提高治疗效果。

患者取仰卧位，对穴位进行常规消毒后，对梁丘穴进行直刺0.5～0.8寸，局部酸胀为宜。中脘直刺1～1.5寸，施以平补平泻的手法，留针30分钟（图11-1、图11-2）。

（二）孔最、膈俞治疗咳血

方义：肺经郄穴孔最配血之会穴膈俞治疗咳血，孔最穴是手太阴肺经的郄穴，阴经郄穴多治血，善止血、止痛，故有宣通肺气，开泄腠理，理气止血之功。膈俞理气宽胸，活血通脉，取之理血宁血。

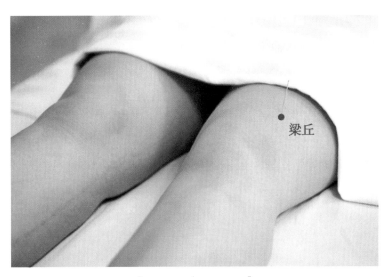

| 图 11-1 | 梁丘操作 |

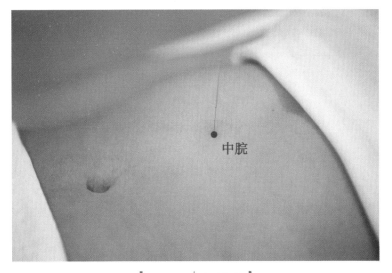

中脘

| 图 11-2 | 中脘操作 |

　　患者取俯卧位，对穴位进行常规消毒后，孔最穴进行直刺
0.5～1 寸，局部有酸胀、沉重感，有针感向前臂放散。膈俞，

沿椎体方向向内斜刺 0.5 ~ 0.8 寸，局部酸胀，针感可扩散至肋间，留针 30 分钟（图 11-3、图 11-4）。

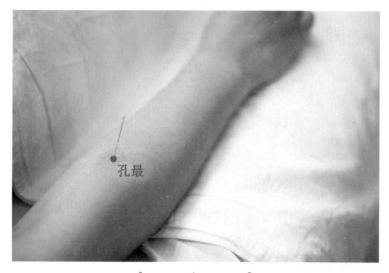

| 图 11-3 | 孔最操作 |

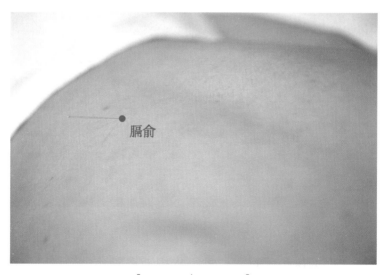

| 图 11-4 | 膈俞操作 |

（三）膻中、孔最治疗哮喘

方义：肺经郄穴孔最配气之会穴膻中治疗哮喘，膻中指胸部两乳之间正中部位，为宗气所聚之处，为气之海；孔最为手太阴肺经的郄穴，乃经气最旺之处，有宣通肺气，开泄腠理作用，两穴相配，具有降肺理气之功。

患者取仰卧位，对穴位进行常规消毒后，针刺膻中，针尖向下平刺 0.3 ～ 0.5 寸，用平补平泻手法；孔最直刺 0.5 ～ 1寸，局部有酸胀、沉重感，并有针感向前臂放散，留针 30 分钟（图 11-5、图 11-6）。

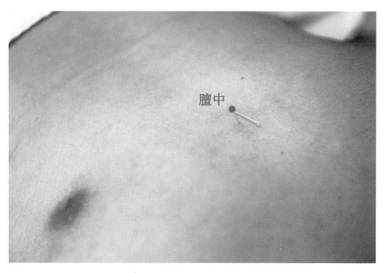

膻中

| 图 11-5 | 膻中操作 |

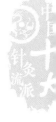

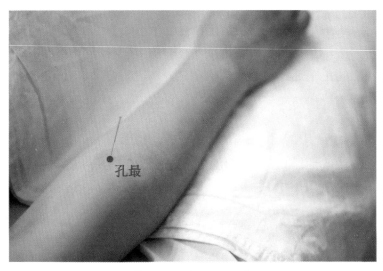

| 图 11-6 | 孔最操作 |

（四）养老、悬钟治疗颈项强痛

方义：小肠经郄穴养老配髓之会穴悬钟颈项强痛，养老是手太阳小肠经的郄穴，可明目舒筋。悬钟是八会穴之髓会，具有祛风湿、通经络的作用。两穴相配有通经活络，舒筋止痛之功。

患者取仰卧位，对穴位进行常规消毒后，针刺养老向上斜刺 0.5～0.8 寸，手腕有酸麻感，可向肩肘放散。悬钟直刺 0.5～0.8 寸，局部微胀，可扩散至足部，留针 30 分钟（图 11-7、图 11-8）。

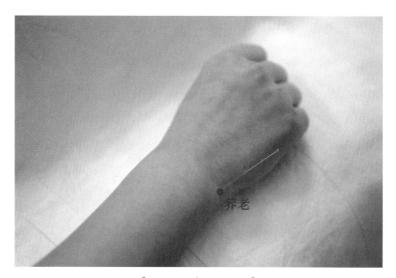

图 11-7 养老操作

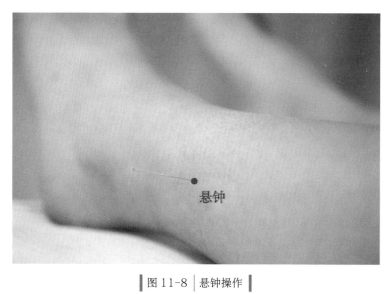

图 11-8 悬钟操作

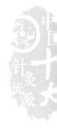

（五）阴郄、膻中治疗胸痹

方义：心经郄穴阴郄配髓之会穴膻中治疗胸痹，阴郄为少阴脉气所深集之孔隙是气血聚会的空隙之处，膻中为宗气所聚之处，为气之海，故两穴有清心安神、宽胸理气之功。

患者取仰卧位，对穴位进行常规消毒后，对阴郄穴直刺0.3～0.5寸。局部有酸胀感，并可循经下行至环指和小指，或循经上行至前臂、肘窝，上臂内侧，有患者针感还可传向胸部；膻中针尖向下平刺0.3～0.5寸，用平补平泻手法，留针30分钟（图11-9、图11-10）。

郄会配穴针法是王富春教授经过长期临床实践提出的配穴方法，这种配穴方法加强了急性病和血证的治疗，扩展了特定穴的使用范围，提高了临床疗效。

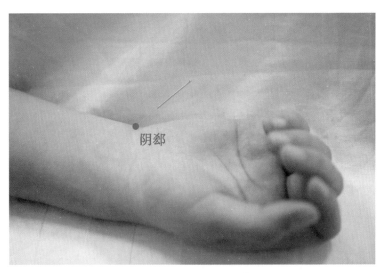

图11-9 | 阴郄操作

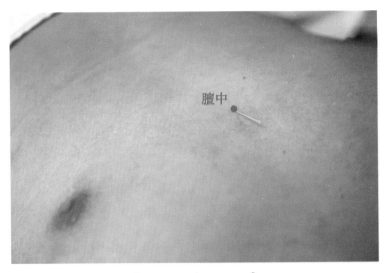

图 11-10 ｜膻中操作

视频 12 ｜郄会配穴针法

◆ 第十二节　穴位贴敷疗法

一、理论来源

穴位敷贴疗法是临床上最常用的中医外治法之一，穴位敷贴疗法即是将药物提取物或生药细末与各种不同的辅料一起制成膏

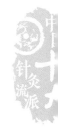

糊状制剂，敷贴于皮肤穴位，从而刺激穴位，以起到药效、穴效的双重作用，达到治疗疾病的目的。运用穴位敷贴疗法治疗内外诸疾，其理论依据是"调节经脉，平衡阴阳"。十二经脉内属于脏腑，外络于肢节，同时又能行气血、营阴阳、濡筋骨、利关节、温腠理，因此，调经脉之虚实，可以治百病。王富春教授从穴位贴敷疗法中进行总结，依托973项目中的药灸成果，并结合多年临床经验，提出"长效针灸"新理念等四大创新。

（一）穴位敷贴的起源

穴位敷贴疗法的历史源远流长，追溯到原始社会，那时的人们在生活中不经意地发现用树叶、草茎之类涂敷伤口，从而逐渐发现有些植物外敷不仅能减轻疼痛，达到消肿止血的功效，甚至可以加快伤口愈合。从此，就有了穴位敷贴治病的雏形。1973年，湖南长沙马王堆3号汉墓出土的医方专著《五十二病方》中，有"蚖……以蓟印其中颠"的记载，即用芥子泥敷贴于人体头顶中部的百会穴，使局部皮肤发红，以治疗毒蛇咬伤。春秋战国时期对穴位敷贴疗法的作用和疗效已有一定的认识和发展，并逐步应用于临床。在《灵枢·经脉》中记载："足阳明之筋……颊筋有寒，则急引颊移口，有热则筋缓，不胜收故僻，治之以马膏，膏其急者，以白酒和桂，以涂其缓者……"被后世誉为膏药之始，开创了现代膏药之先河。东汉时期，被后世誉为"医圣"的张仲景在《伤寒杂病论》中列举的各种敷贴方，如治虚劳损伤的五养膏、玉泉膏，至今仍有效地指导着临床实践。至晋唐时期，著名道教理论家、医学家、炼丹家葛洪在《肘后备急方》中记载："治疟疾寒多热少，或但寒不热，临发时，以醋和附子末涂背上。"收录了大量的外用膏药，如续断膏、丹参膏、雄黄膏、五毒神膏等，且详细注明了具体的制用方法。唐代被誉为"药王"的孙思邈提出脐上贴敷治疗小儿夜啼的方法，并提出了"无病之时"用膏摩囟上及足心，以避"寒心"等未病先防的重要思想。宋明时期，李时珍的《本草纲目》中更是收载了不少穴位敷贴疗法，并为人们所熟知和广泛采用。清代，可以说是穴位敷贴疗法较为成熟的阶段，出现了不少中药外治疗法的专著，其中以《急救广生集》《理瀹骈文》最为著名。《急救广生集》又名《得生堂外治秘方》，是第一部中医外治方面的专著，其中详细地记载了清代嘉庆前千余年的穴位外敷治病的经验和方法。继《急救广生集》刊行 59 年之后，"外治之宗"吴师机对外治法进行了系统的整理和理论探索，著成中医史上第一部外治专书《理瀹骈文》。吴氏在该书中主张用外治法通治内外诸病，每证用药，都以膏药薄贴为主。每种病证治疗都以膏药敷贴为主，选择性地配以点、敷、熨、洗、搐、擦等多种外治法，且把穴位敷贴疗法治疗疾病的范围推及到内、外、妇、儿、皮肤、五官等科，提出了"以膏统治百病"的论断。并依据中医基本理论，对内病外治的作用机制、制方遣药、具体运用等方面，做了较为详尽的论述，提出外治部位"当分十二经"，药物当置于"经络穴选……与针灸之取穴同一理"之论点。此外，鲍相璈撰编的《验方新编》搜集了大量流传民间的单、验方，大部分疾病都有一个至数个外治验方。可见当时外治法在民间流传甚广。

新中国成立以来，中医事业有了很大发展，作为中草药外治法的一种，穴位敷贴疗法亦不例外。例如，用二甘散贴脐治疗疟疾；用"哮喘膏"贴肺俞、膏肓俞、大椎穴，治疗哮喘或慢性支气管炎；尤其在科技进步的今天，一方面运用现代生物、物理学等方面的知识和技术，研制出新的具有治疗作用的仪器并与穴位敷贴外治协同运用；另一方面研制出不少以促进药物吸收为主，且使用方便的器具。并且人们开始引用现代药学的成果，通过改革剂型和敷贴方式：有加入化学发热剂后配制成的熨贴剂，如舒乐热剂、代温灸膏等；用橡胶和配合剂（氧化锌、凡士林等）作为基质，加入中药提炼的挥发油或浸膏制成的硬膏剂，如麝香壮骨膏等；使药物溶解或分解在成膜材料中制成的药膜状固体帛制剂或涂膜剂，如斑蝥发疱膜等；还有在敷贴方中加入透皮吸收促进剂来促进治疗性药物高效率地均匀持久地透过皮肤的敷贴剂，如复方洋金花止咳平喘膏、荣昌肛泰脐贴膏等。

穴位敷贴疗法不仅在国内影响十分广泛，在国外也逐渐兴起，如德国慕尼黑大学医学部发明的避孕膏，敷贴在腋下可达到避孕的效果；日本大正株式会社研制的中药贴膏深受人们的欢迎，如温经活血止痛的辣椒膏等。

近年来，随着科技的迅速发展，新兴疗法的不断涌现，以及特种疗法的不断进步，借助于最新的纳米技术，出现了纳米穴位敷贴。此敷贴特别涉及一种含有纳米级材料的穴位敷贴。纳米材料可以单独含在软质基材中，也可单独含在胶体中，也可同时含在软质基材和胶体中。软质基材中纳米材料可为纳米磁粉，也可为纳米红外陶瓷材料，也可同时为纳米磁粉和纳米红外陶瓷材料；胶体中纳米材料可为纳米红外陶瓷材料，也可为纳米药物，也可为纳米微量元素，也可是其任意组合。此敷贴发明由于含有纳米级材料，使医疗、保健效果非常显著，可以说，这是穴位敷贴史上又一个质的飞跃。

总之，随着目前国际上提倡的自然疗法和逐渐兴起的中医热，穴位敷贴疗法以其"简、便、廉、验"的优点，自然很容易受到人们的青睐，并日益彰显出无限广阔的前景和强大的生命力，值得大力推广和使用。

（二）穴位敷贴的作用原理

1．扶正祛邪

病从外入，六淫致病则邪入于内，邪正交争，正盛则邪退，正虚则邪进，甚则伤正，故邪盛时须驱邪外出。病从内生，七情致病则脏腑气血功能紊乱而耗伤正气。故正虚之时，必须扶正，以发挥机体的调节作用，抗邪外出，邪去正安、正复邪却，敷贴疗法即有此作用。

2．平衡阴阳

《素问·至真要大论》云："谨察阴阳所在而调之，以平为期。"阴阳失调乃生疾病。健康的人阴阳平衡，互相维系，故曰："阴平阳秘，精神乃治。"阴阳一旦失去平衡，则会出现阴阳的偏盛偏衰，阴胜则阳病，阳胜则阴病。因此，治疗疾病，就是协调阴阳，使之平衡。运用敷贴疗法可帮助机体调节阴阳的平衡。

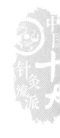

3. 升降复常

升降是人体脏腑气血运动的一种形式，如肝升肺降，水升火降，脾升胃降。一旦升降失常，就会产生病变，主要表现形式有三：升降不及、升降太过和升降逆乱。敷贴之药可使升降复常。

穴位敷贴疗法之所以能够起到上述作用，主要依赖于药物刺激穴位所产生的局部刺激作用，以及经络的调节作用，即穴效和药效双重效应的结果。

（三）穴位敷贴的四大创新

1. "长效针灸"新理念

普通的穴贴虽然疗效显著，但其操作时间、地点都有一定的局限性。但王富春教授研发的艾络康系列穴贴如活络止痛贴、减肥贴、镇静安神贴、暖宫止痛贴、清毒贴、清肝降火贴、靓眼贴、振阳热灸贴等可长时间贴敷于皮肤穴位处，有效延长经络穴位的刺激时间，可使药物长时间以恒定速率进入体内，起到长效、缓释作用。

2. "穴位给药"新途径

穴位：是人体经络脏腑之气聚集和出入体表的部位，穴位皮肤较周围非穴位皮肤的角质层薄，有阻抗低、电容大、电位高的电学特性和特异的声学、热学变化。大量临床实践证明：药物的活性与穴位的效应可以相互激发、相互协同，因此通过穴位给药使药效直达病变经络脏腑，提高了药物治疗作用的针对性。

3."中药提取"新方法

中药提取采用新的方法，中药超微粉碎技术，超微粉碎技术是一种固体物质粉碎成直径小于 $10\mu m$（即 300 目以上）粉体的高科技含量的工业技术，具有速度快、时间短、粒径细、分布均匀、节省原料等特点。将大分子转换为小分子，提高药物有效成分的利用率及渗透率。

4."经皮渗透"新技术

经皮渗透即药物在穴位局部直接渗透，加快血循环，通经贯络，迅速达到病变部位，减少传统药毒对肝脏的重复伤害，在最短时间内发挥作用，减轻病痛。经皮渗透更易吸收，药物有效成分含量高、析出速度慢、药力更足，药效更久更切实。

二、临床应用

（一）活络止痛贴

主要药物：独活、甘遂、全蝎、蜈蚣、延胡索、丹参、桑寄生、地龙、丁香、肉桂、威灵仙、透骨草、冰片等。

适应证：各种软组织损伤、扭挫伤、颈椎病、肩周炎、网球肘、滑膜炎、腰椎间盘突出、风湿性关节炎、三叉神经痛、骨质增生、引起疼痛的人群。

选穴：阿是穴，疼痛的四肢关节，腰背肩颈（图 12-1）。

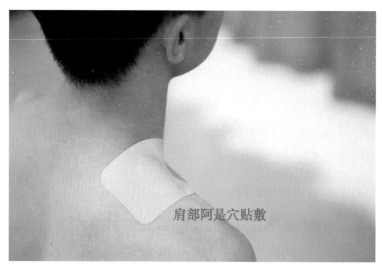

肩部阿是穴贴敷

图 12-1 肩部阿是穴贴敷

疗程：20 次，每次 1～2 贴。

▶ 视频 13 穴位贴敷疗法—活络止痛贴

（二）减肥贴

主要药物：吴茱萸、乌贼骨、泽泻、丹皮、大黄、苦参、木香、三七、血竭、山楂、莪术等。

适应证：内分泌失调、营养过剩、代谢综合征、脂肪肝、单纯性肥胖及各种原因引起的肥胖、超重人群。

选穴：中脘，气海，神阙，足三里（图 12-2）。

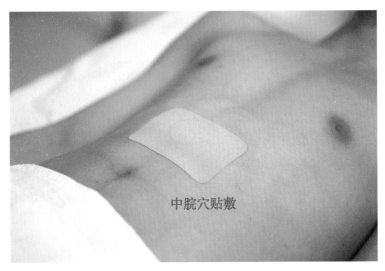

中脘穴贴敷

图 12-2 | 中脘穴贴敷

疗程：30 次，每次 1 ~ 2 贴。

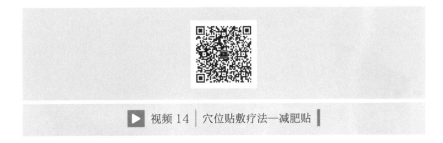

▶ 视频 14 | 穴位贴敷疗法—减肥贴

（三）镇静安神贴

主要药物：珍珠、龙骨、酸枣仁、远志、茯神、石菖蒲、当归等。

适应证：考试紧张综合征、自主神经功能紊乱、内分泌失调、睡眠节律障碍、更年期综合征、神经衰弱、抑郁症引起的入睡困难的人群。

选穴：神门，三阴交（图12-3、图12-4）。

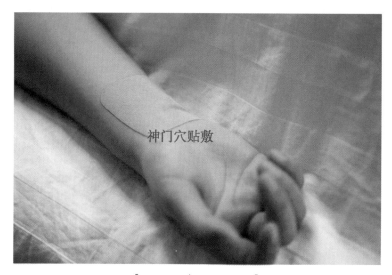

图 12-3 │ 神门穴贴敷

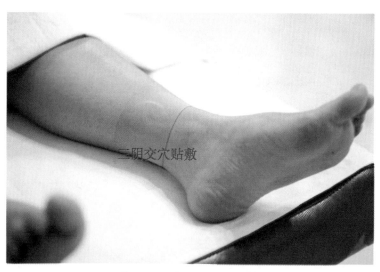

图 12-4 │ 三阴交穴贴敷

疗程：睡前一小时贴于神门、三阴交穴，晨起揭下。

▶ 视频15 ｜穴位贴敷疗法—镇静安神贴 ｜

（四）暖宫止痛贴

主要药物：丁香、肉桂、当归、吴茱萸、川芎等。

保健功能：缓解疼痛。

适应证：适用于因月经不调、痛经、盆腔炎等引起的经期前后，小腹、腰部及骶部疼痛人群。

选穴：关元（图12-5）。

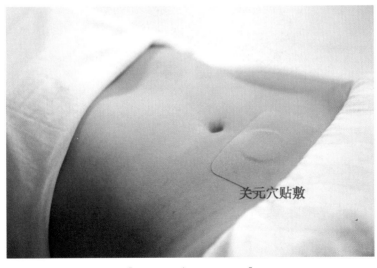

关元穴贴敷

图12-5 ｜关元穴贴敷 ｜

疗程：30次，每次1～2贴。

（五）清毒贴

主要药物：纳米木醋精华、矿物微粉、活性甲壳素、微量元素、负离子、维生素C、维生素E、橘精油植物提取物等。

适应证：适用于接触有害物品、气体人群，以及湿热肥胖、便秘、皮肤湿疹、疔疮肿毒人群调理之用。

选穴：涌泉（图12-6）。

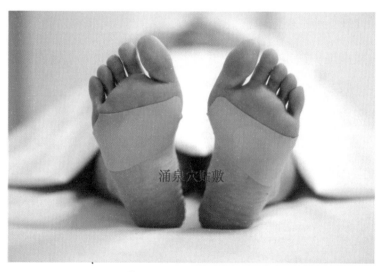

涌泉穴贴敷

| 图12-6 | 涌泉穴贴敷 |

疗程：30次，每次1～2贴。

（六）清肝降火贴

主要药物：龙胆草、罗布麻、牛膝、川芎、夏枯草、丹参等。

保健功能：清肝降火，辅助调节血压。

适应证：适用于因原发性高血压、应激性高血压、冠心病、糖尿病、肾病、中风、肥胖引起的血压升高的人群。

选穴：涌泉。

疗程：每次 1～2 穴，6～12 小时更换。

（七）靓眼贴

主要药物：玫瑰精油、菊花精油、薄荷精油、多种维生素、海洋透明质酸。

适应证：缓解视疲劳、黑眼圈、眼部细纹、眼睛浮肿、眼睛干涩及疼痛，调节近视、远视、花眼及流泪等不适症状。

选穴：眼部（图 12-7）。

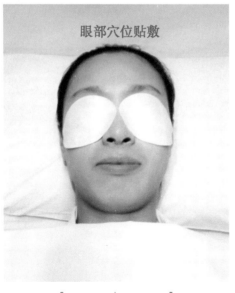

图 12-7 眼部贴敷

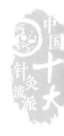

疗程：将凝胶面直接贴敷于眼部，轻轻按压，15～30分钟后取下。

（八）振阳热灸贴

主要药物：自发热体、稀土磁石、杜仲精油、淫羊藿精油、松香、热熔胶等纯天然植物精华。

适应证：辅助提高性功能，缓解女性宫寒及内分泌失调，对肢体寒凉及关节疼痛也有缓解作用。

选穴：关元（图12-8）。

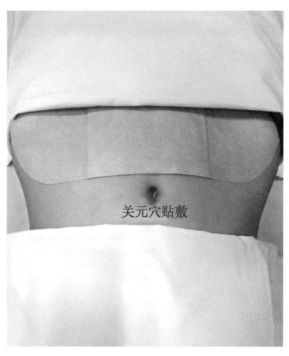

关元穴贴敷

| 图12-8 | 关元穴贴敷 |

疗程：每次1穴，6～8小时取下。

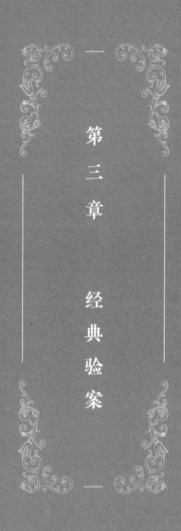

第三章　经典验案

❖ 第一节 "镇静安神针法"治疗失眠症

一、典型验案

于某，女，48岁，工人。2010年4月25日诊。

【主诉】

失眠2月余。

【病史】

失眠起因缘于两个月前，因家庭琐事与家人发生摩擦，争吵后，烦闷不安，夜晚入睡困难，出现失眠，同时伴有急躁易怒，不思饮食，口渴喜饮，目赤耳鸣，胁痛口苦，每因情绪波动失眠更甚。曾自行服用天王补心丹，效果甚微。今为求进一步详细治疗遂来我门诊就医。

【检查】

神清语明，面红声高，形体略胖，行动自如，舌红，苔薄黄，脉弦数。小便黄赤，大便秘结。

【诊断】

西医诊断：失眠。

中医诊断：不寐症（肝郁化火）。

【治疗】

治法：疏肝泻火，镇静安神。

取穴：四神聪、神门、三阴交、行间、太冲。

操作：嘱患者取平卧位，在腧穴部位进行常规消毒，四神聪穴平刺 0.5 寸（针尖逆督脉循行方向）；神门直刺 0.3 寸；三阴交直刺 0.5 寸；行间直刺 0.5 寸；太冲直刺 0.5 寸。针用平补平泻手法，每次留针 30 分钟，每日针 1 次。

【疗程】

针刺 10 次为 1 个疗程。治疗 5 次后睡眠质量好转，治疗 2 个疗程后睡眠时间基本可达到 6 个小时，治疗期间患者自诉病情偶有反复，但整体睡眠时间在不断增加，为巩固疗效又持续治疗 1 个疗程，治疗后睡眠时长基本稳固，睡眠质量改善明显，半年后随访未见复发。

二、医案解读

该患者为失眠，属于中医学"不寐"的范畴。通过其发病前曾与家人发生争吵，发病后每遇情绪波动而病情加重，可以看出该患者由于忧怒而伤肝，导致肝失条达，气郁化火，上扰心神，此为肝郁化火型失眠；同时肝气犯胃则不思饮食；肝郁化火则急躁易怒；肝火乘胃则口渴喜饮；火热上扰则目赤耳鸣，胁痛口苦；小便黄赤，大便秘结，舌苔薄黄，脉弦数均为热象。故应采取疏肝泻火，镇静安神的治疗原则。所选穴位：主穴取镇静安神针法——四神聪、神门、三阴交。四神聪在顶应天，主气，针刺以统调气血、引阳入阴、镇静安神；神门在中应人，主神，针刺以宁心安神、宽胸理气；三阴交在足应地，主精，针刺以养血活血、补益肝肾之功效。故谓精气神取穴，又名天地人取穴。四神聪穴居人体最高处，位于三阳五会之百会穴周围，百会属督脉，督脉统诸阳，总督一身之阳经，因此针刺时针尖逆督脉循行方向，以达到引阳入阴，涵藏阳气，阴则得寐。神门位人体之中，位腕关节附近，五行属输土，"实则泻其子"，以直降心火，交通心肾。三阴交居人体之下，居踝关节附近，为肝、脾、肾三条阴经的交会穴，以滋养阴血、补益肝肾。阴血既充，阳气方得涵藏之所，卫气循行复其常律。诸穴相合，上抑下引，阳趋缓，入于夜得寐矣。该患者属肝郁化火型失眠，故配行间、太冲；行间、太冲疏肝泻火。《灵枢·小针解》道："其来不可逢者，气盛不可补也。其往不可追，气虚不可泻也"。故针用平补平泻手法，以达平调阴阳、安神定志。本病疗程较长，治疗期间偶有病情反复的情况出现，但整体状况好转，该病有波浪式前进的特征，治疗期间应向患者说明，同时嘱患者保持良好的心态，积极配合治疗，病情出现变化应及时和医生沟通，才能达到最佳的治疗效果。

三、诊后絮语

失眠又称不寐、不得眠、目不瞑，以经常不能获得正常睡眠为临床表现。失眠症常有不易入睡、睡而易醒、早醒难再入睡，甚而彻夜不眠等情况发生。《灵枢·邪客》认为"卫气行于阳，不得入于阴"，阳气盛、阴气虚而"目不瞑"，当"补其不足，泻其有余，调其虚实，以通其道而去其邪"。《景岳全书》有云"神安则寐，神不安则不寐。"人的寤寐，由心神控制，而营卫阴阳的正常运行是保证心神，调节寤寐的基础。凡影响营卫气血阴阳的正常运行，使神不安舍，阳不交阴都会成为失眠的病因病机。故在治疗失眠的过程中如何使神定气安，气血阴阳平衡是治疗的关键所在。

镇静安神针法是王富春教授以中医理论为基础，结合多年丰富的临床实践经验，潜心研究而创立的。针对临床中各型失眠，镇静安神疗法具有镇静安神、益气养血、调节阴阳、安神定气的作用。《灵枢·根结》曰："用针之要，在于知调阴与阳。"整体观念和辨证论治是中医的精髓，是中医的优势所在。针灸具有疏通经络，扶正祛邪，调和阴阳的三大治疗作用，实质就是调节经络气血，调节脏腑阴阳。镇静安神法选穴精简、组方科学、疗效确切，便于推广。在立法思想上以整体观念和辨证论治为核心，配穴特点为循经取穴，精气神取穴，阴阳相协及择时治疗。镇静安神法为针灸方法的规范化、科学化，开辟了新思路和新方法。

同时对于失眠者来说，应首先树立克服疾病的信心，保持良好的心情，安排规律生活，保持适度运动，合理安排饮食，晚饭适量，吸烟、饮酒对睡眠不利，应加以节制，睡前可饮用一杯温热的牛奶，保持入睡环境安静。

❖ 第二节 "醒神益气针法"治疗中风后遗症

一、典型验案

霍某，男，68岁，农民。2011年1月11日就诊。

【主诉】

右侧半身不遂、语言蹇涩6个月。

【病史】

患者平时身体素质较好，有饮酒史，于6个月前干农活时突发脑溢血，经住院治疗后，出血灶基本消失，遂一直进行康复治疗，但肢体不遂情况未见明显好转，留下了右侧偏瘫的后遗症。

【检查】

神志清楚，面色萎黄，口眼歪斜，言语蹇涩。右侧肢体偏瘫，经CT、MRI检查，左侧脑血栓。右侧上肢肌力2级、下肢肌力2级。右侧巴氏征（+）。气短乏力，自汗出，舌质暗淡，舌苔白腻，有齿痕，脉沉细无力。

【诊断】

西医诊断：脑血栓恢复期。

中医诊断：中风后遗症。

【治疗】

治法：补气活血，通经活络。

取穴：百会、廉泉、曲池、合谷、足三里。

操作：各穴留针 30 分钟，留针期间，每隔 10 分钟行针 1 分钟。针以补法为主。每日 1 次，连续治疗 30 次为一个疗程。

疗程

该患者在治疗 3 天后，上、下肢肌力有所增强，可抬起，能发音。治疗 1 个疗程后，患者病情明显好转。患侧上、下肢肌力恢复至 4 级，可以将瘫痪上肢举过头顶，能伸指握拳。发音较清晰，可以数数。经 2 个疗程治疗后，可走路，生活基本自理。

二、医案解读

该患者为中风偏瘫，属中医"偏瘫""偏枯""偏废"等病证范畴，患者年老体弱，体内正气不足，血行不畅，瘀滞脑脉，上扰清窍，故面色萎黄、口舌歪斜、言语塞涩；正气不足，经络不畅，肢体失养，故见右侧肢体偏瘫，右侧上肢肌力 2 级、下肢肌力 2 级。劳作过度，耗伤气血，故气短乏力，自汗出，舌质暗淡，舌苔白腻，有齿痕，脉沉细无力，属"气虚血瘀"之证。故采用补气活血，通经活络的治疗原则。本案取穴为：百会、廉泉、曲池、合谷、足三里。百会穴与脑联系密切，是调节大脑功能之要穴。百会位于巅顶，属督脉，是督脉、足太阳膀胱经、手少阳三焦经、足少阳胆经、足厥阴肝经等五条经脉的交会处。如《针灸资生经》云："百会，百病皆主。"各经均在其下，各穴布其周，有百脉朝宗之势，总督诸阳之脉，有调和阴阳、协调脏腑之功能，故对中风疾病有很好的治疗效果。廉泉属任脉穴，针刺之具有除痰开窍利咽之功效，可治疗舌强喑哑，流涎失语等。"治痿独取阳明"，曲池，合谷，足三里均为阳明经穴。曲池穴，在《疾病歌》中说："曲池拱手取，屈肘骨边求，善治肘中痛，偏风手不收。"主治偏风半身不遂，臂痛拉弓不开，两臂瘫痪不能举手。是治疗中风后遗症的常用穴位，效果显著。合谷为手阳明大肠经的原穴，与曲池相配可疏通阳明经气血，恢复上肢不遂。足三里穴是足阳明胃经之合穴，"胃者五脏六腑之海也。水谷皆入于胃，五脏六腑之气皆禀于胃"，胃为水谷之海，可包容五谷，荣养四旁。又脾胃互为表里，为后天之本，气血生化之源，是机体生命活动的基础，具有理脾胃、调气血、补虚弱、宣畅气机等功效。综观各穴主治作用，取百会醒神之功，足三里益气之效，廉泉之开窍利咽，曲池、合谷之调和气血。共达补气活血，通经活络之功效。同时该患者为气虚血瘀型中风后遗症，故在选择针刺手法的时候，采取补法。《素问·通评虚实论》篇提到"邪气盛则实，精气夺则虚"。《标幽赋》提出"大抵疼痛实泻，痒麻虚补"。患者年老体虚，肢体偏枯废行，故以针刺手法采用补法，以期补气活血，调畅经络。针刺治疗应用于该病的康复期，在治疗时医生应增强患者信心，鼓励患者坚持治疗。

三、诊后絮语

中风，西医学称之为脑卒中，是急性脑血管病或脑血管意外的俗称。因本病发病急骤，变化迅速，如风之猝中使然，故名中风，中风有内风和外风之分。西医学认为脑卒中是由脑部血液循环系统的破裂或闭塞而引起的局部血液循环障碍，导致脑部神经功能障碍的病症。本病多发生于中年以后，尤以老年人为多，以 50 ～ 70 岁年龄组的发病率最高，占发病人数的 60% 以上。中风后遗症是指中风发病 6 个月以后，仍遗留程度不同的偏瘫、麻木、言语蹇涩不利、口舌歪斜、痴呆等，故中风后遗症必须抓紧时间积极治疗。该病分为真中风，以外风为主，所中为轻，如面瘫一类；内中风，以内风为主，所中为重，即上述所讲的脑血管意外。内风多因心火暴盛；或肝郁化火，肝阳上亢；或正气自虚，血液运行迟缓，瘀血阻遏经络；或因肾阴亏虚，肝阳偏亢，阳动化风等所致。致因虽多，而"热极生风""阳动化风"与"虚风内动"是导致风自内生而致病的主要原因。

中风的患者，在急性期如采取积极治疗措施，部分病人可以恢复，但大部分病人会留下或多或少的后遗症。其中以半身不遂、语言不利为主要的后遗症表现。如留有后遗症，应及早进行康复治疗。针灸疗法一直是中风康复的重要手段，再配以适当的肢体功能锻炼，效果显著。同时在康复治疗中，医务人员及患者家属应多与患者沟通，多做患者的思想工作，耐心指导，给予其信心，使其配合中风后遗症的恢复，从而增强疗效，缩短中风后遗症康复治疗的疗程。

✦ 第三节 "振阳针法"治疗阳痿

一、典型验案

于某，男，38岁，已婚。2012年6月20日初诊。

【主诉】

阴茎勃起障碍2年半，近4个月加重。

【病史】

患者不明原因性功能减退近2年半余，性交时阴茎举而不坚，举而时短，不能完成正常房事。近4个月来性交难以成功，夫妻性生活受到影响，曾自行服用六味地黄丸、参茸丸等效果不理想。既往有手淫史，同时伴有腰膝酸软，畏寒肢冷，有时耳鸣耳聋。经多方治疗无效后，遂来我门诊就诊。

【检查】

神经系统无损伤，阴茎痿弱难举，外生殖器发育正常，双侧睾丸等大，无结节或触痛，神疲乏力，面色欠华，腰膝酸软，记忆力减退，夜寐不安，舌淡，苔薄白，脉沉细。

【诊断】

西医诊断：勃起功能障碍。

中医诊断：阳痿（命门火衰）。

【治疗】

治法：温阳补肾，填精益髓。

取穴：振阳（经外奇穴）、命门、肾俞。

操作：振阳穴采用 3 寸毫针针刺，刺入 2.5 ～ 3 寸，使针感向阴茎部传导。命门、肾俞针用补法。每次留针 30 分钟，每日 1 次。

【疗程】

10 次为一个疗程，针刺 1 次后，患者即感阴茎部有热、胀感。针刺 5 次后，患者明显感觉阴茎能够勃起，但硬度稍差，腰部酸痛感明显减轻。针刺 1 个疗程以后，患者面色如常，神疲乏力及腰膝酸软的症状完全消失，性交时阴茎勃起，持续时间明显增长。又巩固治疗 1 个疗程，基本痊愈。随访半年，病情未见复发，夫妻生活和谐。

二、医案解读

该患者表现为腰膝酸软，畏寒肢冷，舌淡，苔薄白，脉沉细。系由精气虚损，肾中阳气不足，命门火衰，阴寒独盛所致的阳事不举。故采用温阳补肾，填精益髓的治疗原则。本案取穴为：主穴"振阳穴"，该穴是王富春教授在多年临床实践中总结和摸索出的一个新穴，该穴位于白环俞直下，会阳穴旁开 1 寸处，督脉与膀胱经之间。会阳穴属足太阳膀胱经，位邻督脉，二脉皆属阳，都可以起到助阳补虚的作用，"振阳穴"位于两者连线之交汇处，可取两经治疗的共性，达到调整膀胱经经气、振奋肾阳、温补元气的作用，该病属命门火衰型阳痿，配穴取命门、肾俞。命门穴所属督脉，督脉主一身阳气，而其上的命门穴乃一身阳气之根本，为元气之根，水火之宅。《难经·三十九难》说："命门者……其气与肾通"，故治疗命门火衰，阳气不足之阳痿选取命门穴。背俞穴可治疗相应的五脏疾病以及五脏所主的形体官窍的病变，肾俞穴对应的五脏为肾，故有补肾壮阳，调整先天之本之效。振阳穴、命门穴、肾俞穴可温补肾阳，填精生髓，共奏举阳壮腰之功。研究表明刺激振阳穴可直接刺激阴部神经，从而刺激阴茎达到勃起的功效，故采用3寸毫针针刺，因阳气不足，故命门、肾俞针用补法。同时本病疗程较长，治疗期间应保持良好的心态，积极配合治疗，病情出现变化应及时和医生沟通，才能达到最佳的治疗效果。

三、诊后絮语

阳痿又称勃起功能障碍（erectile dysfunction，ED），是男性性功能障碍的一种常见疾病。阴茎的正常勃起功能需要血管、神经、心理、激素及海绵体等因素的协调，其中任一因素的异常均可导致勃起功能障碍。通常根据病因将勃起功能障碍分为三类：器质性ED（动脉性、静脉性、神经性和内分泌性等）、心理性ED及混合性ED（器质性病因和心理因素同时存在）。

阳痿一病多数为功能性，与患者精神心理因素密切相关。据有关资料报道，精神性阳痿约占阳痿病人的85%～90%。因此，心理治疗在阳痿治疗中占有非常重要的位置。教育和帮助患者了解阳痿致病的精神因素，解除思想顾虑以利于阳痿的治疗。阳痿是男性性功能障碍的一种表现，即男性在有性欲的情况下，阴茎不能勃起进行正常的性交，或虽有勃起但勃起不坚，或勃起不能维持性交完成，以至影响性生活的一种病症。常伴有头晕目眩、心悸、耳鸣、夜寐不安、纳谷不香、腰酸腿痛、面色不华、气短、乏力等症状。中医认为阳痿和其他疾病一样，也是阴阳平衡失调的结果。其主要的病因有：命门火衰，精气虚损；心脾受损，气血乏源；惊恐伤肾，肾气虚衰，湿热下注，宗筋弛纵；寒凝肝脉，阴囊冷痛；肝气郁结，阻络阳器。振阳针法治疗本病以温肾壮阳、大补元气为治则。同时配合中医辨证取穴与针刺手法，确立了治疗阳痿的一种方法。该法取穴少、针感强，经临床验证疗效显著。

阳痿患者多伴有体质虚弱、肾亏气虚之症状。因而，对一些西药要适可而止，决不可完全依靠。特别是某些壮阳滋补药品，大都是化学成分的合成药，不能用之过多。过犹不及，吃多了反而有害。同时要注意心理健康的调节，保持良好的心态，不可过于忧思。阳痿患者在护理方面还应当多进行适当地锻炼，增强自身体质，调节盈亏，调整中枢神经。

❖ 第四节　"补虚化瘀针法"治疗绝经后期骨质疏松症

一、典型验案

朱某，女，53岁，已婚。2013年9月3日初诊。

【主诉】

间断腰背痛3年。

【病史】

2008年10月27日因摔倒而致右尺骨骨折，骨科处理。2011年1月19日再次骨折，骨科处理。2012年5月开始出现间断性腰背疼痛，2013年9月因腰背痛加重自行口服止痛药，但效果不佳，遂来我门诊就诊。

【检查】

神志清楚，对答清晰，全身肌肉关节畏寒疼痛，面色滞暗，腰背疼痛向肋缘放射，口唇青紫，舌有瘀斑，脉沉迟涩。骨密度L1～L4椎体T值-2.75SD，BMD749mg/cm，股骨颈T值-2.2SD，BMD602mg/cm。

【诊断】

西医诊断：骨质疏松症。

中医诊断：骨痿（肾寒血瘀）。

【治疗】

治法：补虚化瘀、温肾暖脾。

取穴：脾俞（双）、肾俞（双）、大椎、大杼（双）、命门、足三里（双）、绝骨（双）

操作：脾俞、肾俞、大椎、大杼、斜刺0.5寸；命门直刺1寸；足三里直刺1.5寸；绝骨直刺1.5寸。针用补法，每次留针 30 分钟，每日针 1 次。

【疗程】

针刺 10 次为 1 个疗程，治疗 6 次后腰背痛的情况明显改善，3 个疗程后疼痛症状基本消失。

二、医案解读

该患者为骨质疏松，属于中医"骨痿"的范畴。腰为肾之府，由患者表现可以看出寒凝于肾，导致该患者全身肌肉关节畏寒疼痛，腰背疼痛向肋缘放射。而寒凝则血瘀，故出现面色滞暗，口唇青紫，舌有瘀斑，脉沉迟涩。年老体弱，绝经后激素水平发生明显变化，故检查发现：骨密度 L1 ~ 4 椎体 T 值 −2.75SD，BMD749mg/cm，股骨颈 T 值 −2.2SD，BMD602mg/cm。综上可知该患者属于肾寒血瘀型骨痿，采用补虚化瘀、温肾暖脾的治疗原则。本案取穴为：脾俞（双）、肾俞（双）、大椎、大杼（双）、命门、足三里（双）、绝骨（双），其中肾俞、脾俞为治疗本病的主穴。"背俞穴"，是五脏六腑之气输注于背部的腧穴。始见于《灵枢·背腧》，其曰："肺腧在三焦之间……肾腧在十四焦之间。皆挟背相去三寸所，则欲得而验之，按其处，应在中而痛解，乃其腧也。"明代张介宾在《类经》中云："十二腧皆通于脏气"；《图注八十一难经辨真》又曰："阴病行阳，当从阳引阴，其治在俞。"说明背俞穴接近内脏，在临床上皆能反映五脏的盛衰，为治疗脏病的重要特定穴之一。脾俞、肾俞二穴其位置接近内脏，更容易调节脏腑的虚实。肾俞补肾壮骨，脾俞健脾益气，两者合用恰好体现了"补虚"之功。另外脾有统血之功，针刺脾俞可活血通络，其法属阴；配以大椎为督脉与三阳之会，通诸经之阳气，其法属阳。二者合用，阴阳相配，行气活血，体现了"化瘀"之功。大杼、命门、足三里、绝骨，均有补气健脾、调理气血以及补虚壮阳之功。针用补法以"补虚化瘀"为原则，遵循了补化兼施、标本兼顾，包括了阴阳配穴、上下配穴、先后天配穴的多种配穴方法。达到了补肾壮骨，健脾益气，活血通络的功效，有效地缓解了骨质疏松状态。

三、诊后絮语

骨质疏松即骨质疏松症，是多种原因引起的一种骨病，骨组织有正常的钙化，钙盐与基质呈正常比例，以单位体积内骨组织量减少为特点的代谢性骨病变。在多数骨质疏松中，骨组织的减少主要由于骨质吸收增多所致。以骨骼疼痛、易于骨折为特征。补虚化瘀针法从中医学辨证论治的思维方法以及脏腑辨证、气血辨证、八纲辨证等多角度出发，结合本病"多虚多瘀"的致病特点，确立了针灸治疗本病的"补虚化瘀"原则。具体说，即补肾壮骨以填精壮元阳，健脾益胃以温中养气血，活血化瘀以通经散瘀邪，合而用之，有助于增强脏腑的功能，改善筋骨的濡养，提高机体的功能活性。正如《素问·至真要大论》所言："谨守其机，各司其属，有者求之，无者求之，盛者责之，虚者责之，必先五脏。疏其血气，令其调达，而致平和，此之调也。"此治则充分体现了中医理论中治病求本，标本兼治的原则。

绝经后激素水平发生改变，钙含量流失严重易发生骨质疏松，所以该病防护也是很重要的，避免嗜烟、酗酒和慎用影响骨代谢的药物等。饮食上要低盐，适量吃些含蛋白质的食物，多吃富含钙的食物做到膳食均衡。采取防止跌倒的各种措施：如注意是否有增加跌倒危险的疾病和药物，加强自身和环境的保护措施等。注意适当户外活动，有助于骨健康的体育锻炼和康复治疗。

◆ 第五节　"调胱固摄针法"治疗小儿遗尿

一、典型验案

王某，男，9 岁。2015 年 8 月 3 日初诊。

【主诉】

自幼尿床 7 年。

【病史】

患儿自幼有遗尿病史，每晚沉睡不易醒，睡中尿床多见，每晚尿床 2 ~ 4 次不等。由于年龄尚小，家人以为属正常情况，至 4 岁时仍然遗尿，且因惧怕尿床，患儿于晚上不敢饮水，遂引起家人重视。曾到某三甲医院就诊，诊断为原发性遗尿，治疗效果不明显，此期间出现纳差，身体消瘦，食欲不振，精神疲乏等症。现欲求针灸治疗，遂来我门诊就诊。

【检查】

发育营养良好，神志清楚，身体瘦弱，面色萎黄，畏寒肢冷。腹平软，无压痛及肿块，查体未见异常。舌淡苔白，脉细弱。

【诊断】

西医诊断：原发性遗尿。

中医诊断：小儿遗尿（脾肾不足）。

【治疗】

治法：补肾固摄，温阳止遗。

取穴：膀胱俞、白环俞、振阳（白环俞直下，会阳旁开1寸）、三阴交、中极、气海、关元。

操作：膀胱俞直刺1寸；白环俞直刺1.5寸、振阳穴直刺2.5～3寸，用提插补法行针至得局部产生酸、胀的针感；振阳穴采用夹持进针法，向前透刺，采用提插补法，行针使患儿产生向前走串的放电样针感，三阴交直刺1.5寸，行捻转补法，至腧穴部产生酸胀的针感，向踝部放散；留针30分钟。

针刺完毕后，嘱患儿充分暴露下腹部，在中极、气海、关元上进行隔姜灸。将生姜切成3～4cm厚的姜片，用针将其穿数个孔，然后放在所要施术的腧穴部，把艾炷放在姜片上，每次7～9壮，换艾炷不换姜片。

【疗程】

上述操作每日1次，10次为1个疗程，5次后患儿夜尿次数明显减少，1个疗程后，夜晚基本能自觉排尿，2个疗程后痊愈。

二、医案解读

该患儿为原发性遗尿，表现为夜尿频多，身体瘦弱，面色萎黄，畏寒肢冷。舌淡苔白，脉细弱。诊断为脾肾不足型遗尿，由于肾气不足，下元失于固摄，则出现畏寒肢冷，夜尿频多而不自知。同时由于脾胃虚弱，患儿出现纳差，身体瘦弱，面色萎黄。采用补肾固摄，温阳止遗的治疗原则。治疗该病时所取膀胱俞、白环俞为足太阳膀胱经腧穴，可以调节膀胱功能，同时又是背俞穴，擅长治疗腑病，能增强膀胱约束之功；振阳穴为王富春教授多年临床总结出的治疗阳痿、遗尿的经验效穴，有补肾固摄，温阳健肾的疗效；三阴交为足三阴经之交会穴，能补足三阴之气以益气健脾，加强膀胱之约束，且弥补先天的不足，以达到培土固本的目的，现代研究表明，三阴交对下焦的调节作用明显，可调节膀胱张力，使松弛者紧张，紧张者松弛，为治疗本证不可缺少的要穴。同时在针刺的基础上，采取隔姜灸的方法，姜性辛温，隔姜灸中极、气海两穴可使肾与膀胱得以温煦，加强补肾益气之作用，有利于膀胱舒缩。中极、气海位于下腹部，且中极为膀胱经募穴，与膀胱俞配合为俞募配穴，可振奋膀胱之气，恢复膀胱气化功能；气海为任脉腧穴，可温补肾之元气，以益脾肺之气，是补气健脾强身之要穴；诸穴相配使脾气得健，肾气得充，膀胱得以制约，遗尿则止。由于患儿脾肾不足，针法以补法为主，补其先天及后天之本。另外本病病程较长，要坚持治疗，坚定治愈的信心。

三、诊后絮语

小儿遗尿是指 3 岁以上的小儿，无明确器质性病因而发生的不自主排尿。主要表现为夜间睡眠时尿湿床铺。除少数由包皮过长和隐性脊柱裂等所致外，大部分是由于大脑皮质或皮质下功能失调引起的功能性遗尿。中医学对遗尿症早有论述，如《素问·宣明五气》篇所说："膀胱不利为癃，不约为遗尿。"《诸病源候论》曰："遗尿者，此由膀胱虚寒，不以约水故也。"故肾气不足，下元虚冷为遗尿的主要病因，多由先天不足引起，脏腑及脊骨发育未全，神气未充，都能影响肾气固摄，致使膀胱失约而成遗尿。西医学认为小儿遗尿的原因一是中枢神经系统发育不完善，尿感信号在传递过程中无法及时、准确地传到大脑；二是膀胱括约肌发育不完善，导致膀胱无法正常排尿。

遗尿症是一种主要危害儿童智能、心理、社会适应功能的慢性疾病，除正确的治疗方法外，还应从以下几个方面对患儿进行治疗：嘱患儿注意饮食起居，加强营养，治疗中少吃白菜、白萝卜等清利之品，要注意培养患儿按时排尿的习惯，勿使其太疲劳，吃饭及临睡前不进流质饮食，少喝水，以减少膀胱尿量。临睡前令患儿排空小便入睡，家长应注意患儿遗尿时间，按时唤醒，使患儿能及时觉醒排尿，从而养成良好习惯。鉴于遗尿症对儿童的心理、行为影响较大，所以对患儿进行适当的心理干预十分必要。医生应嘱家长对患儿进行积极引导，切勿打骂埋怨，多鼓励患儿克服遗尿习惯，以及不良精神因素，增强其治愈遗尿的信心。

✧ 第六节 针灸临床的心理治疗

一、典型验案

蒋某，女，39 岁，2014 年 5 月 9 日初诊。

【主诉】

焦急、发作性心慌、心烦、失眠半年，加重 2 周。

【病史】

患者平素性格内向。两年前，工作单位不景气，面临下岗，由于情志不遂，导致其心情苦闷，胡思乱想，逐渐感到胸闷，心烦，失眠。但尚能正常工作。半年前，出现发作性心烦，焦虑不安，上床后辗转不安，无法入睡。入睡也容易惊醒，常做噩梦，有时醒来大汗淋漓，极端恐惧。曾到某医院诊断为自主神经紊乱。因惧怕针刺带来的不适感，迟迟不敢采取针灸治疗，在西医院治疗时采取人工冬眠和安他乐的方法治疗，显效甚微。患者仍整日胡思乱想，坐立不安，担心，焦虑。并常常彻夜不眠，严重影响正常生活，遂来我门诊就诊。

【检查】

各项实验室检查，如心电图、脑电图、甲状腺功能、血糖、血脂、血尿常规等均在正常指标范围内，可以排除器质性病变引发的焦虑综合征。面色萎黄，神疲乏力，口淡无味，舌质淡，舌苔薄白，脉象缓弱。

【诊断】

西医诊断：焦虑证。

中医诊断：不寐（心脾两虚）。

【治疗】

治法：补脾养心、镇静安神。

取穴：四神聪、神门、三阴交。

操作：针刺前多加劝慰，解释好针刺时会有酸、麻、重、胀的感觉，但这种感觉会使病情减轻或消失，并无任何副作用。针刺时在进针、行针、出针等全过程中都要对患者进行耐心疏导。医者也要认真体会针下感觉，使"气达病所"而提高疗效，诸穴均采用补法，针刺得气后，嘱患者静卧，宁心定志，排除一切杂念，尽量入睡为好。每次留针30～60分钟。

【疗程】

每日针刺1次，10次为一个疗程。第一次治疗后，病人就睡了30分钟左右。随后治疗5次后，患者睡眠情况明显好转，上床后，入睡较快，睡眠质量也有所提高，可一觉睡到天亮，噩梦次数明显减少。针刺一个疗程后，患者心烦次数减少，焦虑症状得到明显缓解，精神状态也日见好转。连续治疗两个疗程，症状基本消失。随访半年未复发。

二、医案解读

本病为焦虑症，所取穴位：四神聪、神门、三阴交。四神聪穴位于百会穴前后左右各旁开 1 寸处，百会其左右两穴则紧靠膀胱经，膀胱经络肾，与阴阳跷脉关系密切，跷脉入脑之后与眼睑的第二次联系可表现在司眼睑开合而主睡眠，故针刺四神聪以统调气血、引阳入阴、镇静安神。神门穴属少阴，是心经的"原"穴，为心气出入的门户，心藏神，刺之可宁心安神。三阴交为足太阴、足少阴、足厥阴之三阴经。三穴相辅相成互相促进，共奏宁心安神之效。

同时如本案所述在针刺前的心理疗法为：首先应使患者心安神静抛开一切杂念。一般来说，初次来就诊的病人多有惧针的感觉，这时就要多加劝慰，解释针刺时会有酸、麻、重、胀等感觉，但这种感觉会使病情减轻或消失，并且无任何副作用，同时可让其看看正在针刺中的病人，这样就会对针刺有了一个大概的了解，从而解除后顾之忧。另外，对远道前来就诊的病人，也应通过静坐片刻，自我控制调节，使其"内无思想之患，外不劳形于事"，抛开一切杂念，达到强壮正气，提高机体的抗病能力。对于重病及久治未愈而思想负担较重的病人，针刺前的心理治疗就显得尤为重要。这时必须要充分重视患者的精神状态以及影响其情绪的各方面因素，设法使之摆脱消极情绪，调动患者自身抗邪能力。有时医者的幽默语言，平易近人的态度，也能唤起病人的积极情绪，使之能很好地合作治疗，如此即可消除患者的思想顾虑。

针刺时的心理治疗是指进针、行针、出针等全过程中的心理疗法。这一过程不仅需求医者专心地进行操作，也要求患者做到"必一其神，令志在针"，认真体会针下感觉，使"气达病所"而提高疗效，有人曾经通过暗示的方法对循经感传现象进行观察，结果暗示成功率非常高，特别是选择性暗示，全部取得满意的效果。所谓暗示，是采用指含蓄、间接的方法对人的心理和行为产生影响，其形式主要采取语言暗示，结合手势、表情等动作进行，这也属于针刺时的心理治疗。另一方面，针刺时的所谓"治神"，也是指一种心理治疗。"治神"的工作有二：其一是通过针刺能对人体的神气进行调护充养，做到"神归其室"；其二是指在针刺过程中，能对病者精神状态进行有益的调治，使之精神内守。神气旺盛，人的生命活动也就旺盛，从而振奋和激发了正气，调整了脏腑气血之功能，扶正祛邪，防病治病。

往往许多病人在针刺后就不注重身体各方面的调养，特别是已经治愈的病人，往往使旧病复发。还有久病难愈的病人，心理负担沉重，故针刺后的心理治疗，也不可忽视。《灵枢·师传》曰："人之情，莫不恶化而死乐生，告之以其所败，语之以其善，导之以其便，开之以其苦"，如一例胃溃疡的病人住院针刺治疗已愈，出院后不听医生劝告，饮酒无度，造成迅速出血死亡。一例脑出血病人，经针刺治疗已能下地行走，生活自理，由于不注重情志调节，大怒后又造成脑出血死亡。这样的事例不少，那么如果我们医者做到"告之以其败，语之以其善"，就可以使疾病的复发率大大降低，从而巩固远期疗效。

以上仅从针灸临床的三个方面，论述了心理治疗作用，其中每一环节都不可忽视，在针刺治疗的同时做好心理治疗，将会有助于针灸疗效的提高。充分认识心理治疗的作用，对于发展针灸医学，提高临床疗效，将有着积极的指导意义。

三、诊后絮语

焦虑症也称焦虑性神经症，是神经症中常见的类型。焦虑症是指持续性精神紧张或发作性惊恐状态的自主神经功能障碍和运动性紧张。常伴有头晕、胸闷、心悸、呼吸困难、口干、尿频、尿急、出汗、震颤和运动性不安等症状。本病是一种无明显原因的功能性心理障碍，无器质性病理学改变。焦虑症可发生于任何年龄，40岁以前多见。中医学认为：焦虑症是由于七情及禀赋因素，损伤脏腑功能，造成情志活动失调。属中医的"心悸""失眠"范畴。本案患者忧思焦虑，日久损伤心脾，心神失舍而发为失眠、焦虑。

但值得注意的是抗焦虑药物为临床治疗焦虑症的常用方法，但其往往具有成瘾性，并且最大的问题是，一旦患者停止服用，症状会重新出现，这一点几乎可以肯定。所以针灸是较好的治疗焦虑症的方法，无副作用，安全有效。应该注意的是，对于焦虑症无论用针灸疗法还是用药物疗法均应与心理疏导相结合，培养患者积极乐观向上的生活情趣，树立其战胜疾病的信心，在心理、生活上给以关怀和帮助，鼓励患者多参加社会活动，多进行交流，替换不良的情绪困扰，从而增强疗效。在现今的针灸临床中，由于精神、情志等方面的致病原因而患病的病人较多，故心理疗法在临床上的应用就显得尤为重要了。

✧ 第七节　艾灸法治疗冠心病心绞痛

一、典型验案

王某，男，55岁，教师。2014年6月13日诊。

【主诉】

间断性胸闷、心慌4年，加重15天。

【病史】

2012年始患高血压，2014年起，经常出现胸闷、心慌症状，每次发作时间、持续时间与间隔时间均无规律，经休息后可缓解，曾多次到医院检查，确诊为"冠心病心绞痛"，口服硝酸甘油可以缓解。

【检查】

诊时体温37℃，血压170/110mmHg，心界略大；心电图提示冠心病。神清，言语低微，面色晦暗无华，口唇发紫，胸闷。尤在劳累、夜间出现或加重，深吸气则舒适，畏寒肢冷，神倦，乏力，喜卧，口淡无味，纳少，喜热饮，睡眠尚可，小便正常，大便溏稀，舌暗红，苔薄黄，脉细结代。

【诊断】

西医诊断：冠心病。

中医诊断：胸痹心痛（气虚血瘀）。

【治疗】

治法：行气活血止痛。

取穴：取穴膻中、膈俞。

操作：采用艾灸法治疗。充分暴露施灸部位，将艾条一端点燃，在距离穴位皮肤 1 寸处固定不动，使病人有温热舒适感，局部皮肤红润、潮湿，每个穴位灸 15 分钟左右，每日 1 次。

【疗程】

6 天为 1 疗程。采用上法艾灸 12 次后，患者自觉胸痛、心慌症状明显好转，硝酸甘油用量逐渐减少。续治两个疗程后，症状基本消失，停服硝酸甘油。复查心电图基本正常。随访半年未见复发。

二、医案解读

本案患者是冠心病，主要症状为面色晦暗无华，畏寒肢冷，神倦，乏力，喜卧，口淡无味，纳少劳累后颊肿，舌暗红，苔薄黄，脉细结代，属于中医学"胸痹心痛"范畴，辨证气虚血瘀型，治以行气活血止痛之法，选取的穴位是膻中和膈俞。膻中是任脉第十七穴，为心包募穴、八会穴中气之会穴，位于胸部，前正中线上，两乳头连线的中点，连于心系。胸部为上焦心肺所在，任脉在胸部的腧穴主要用于治疗呼吸，循环方面的疾病。膻中功善补气理气，具有宽胸理气的功效，用于气虚、短气，心痛、心悸等症。《千金方》曰："胸痹心痛，灸膻中百壮。"膈俞位于背部，当第七胸椎下，旁开1.5寸，邻近膈膜，为足太阳膀胱经腧穴，为八会穴中血之会穴。如陈修园所说："诸经之血皆从膈膜而上下，又心主血，肝藏血，心位膈上，肝位膈下，交通于膈膜，故血会于膈俞。"临床可以通治一切血证。《龙门药方》中记载"疗心痛方：又灸法从颈椎骨数下至第七节上灸三十壮。"《医学纲目·心痛》卷十六："灸心痛背上穴：心俞，膈俞。"二穴合用，既可祛瘀生新，又可振奋阳气。共奏益心气、助心阳、蠲心痹之功。在临床中，王富春教授应用此法治疗冠心病，疗效显著。说明针刺治疗冠心病可缓解或解除心绞痛，改善心肌缺血状态，在急性期应中西医结合抢救治疗，以免耽误病情，错过抢救时机。

三、诊后絮语

冠心病是指由于冠状动脉粥样硬化导致心肌缺血、缺氧而引起的心脏病。心绞痛是心肌急剧的、暂时的缺血与缺氧所引起的临床综合征。冠心病心绞痛属于中医学"胸痛""心痛""真心痛"范畴，其病位在心。《素问·脏气法时论》篇云："心病者，胸中痛，胁支满，胁下痛，膺背肩胛间痛，两臂内痛。"《灵枢·厥病》云："真心痛，手足青至节，心痛甚，旦发夕死，夕发旦死。"中医学认为冠心病的发生多与心、脾、肾三脏有关。其病因病机多为本虚标实，虚实夹杂。正气不足为本，瘀血痰浊、气滞、湿困为标。正气不足多因五脏亏损，阴阳气血不足，推动无力或心失所养，心不能所主，心脉阻滞不通为其主要病机。凡年老体衰或久病肾亏者，由于肾阳虚衰不能温养脾土，则脾失健运，营血亏少，心失血养而发病；或肾阴亏虚导致心阴不足，阴虚火旺，灼津为痰，痰热上犯心神也可发病；或过食肥甘厚味，损伤脾胃，运化失司，痰浊阻滞脉道导致气结血凝而发病；或由情志郁结，气机不畅，气滞血瘀，导致心脉痹阻而发病；也可因寒邪侵袭，痹阻胸阳，气血凝滞而发病。

近年来，随着人们生活水平的提高、饮食结构的改变及生活节奏的加快，本病的发病有日益趋多之势，已成为临床常见病、多发病。冠心病人在治疗的同时还应注意养成良好的生活习惯。宜食用低胆固醇，低动物性脂肪且清淡并富含维生素的食物，合并有高血压或心力衰竭的患者还应限制食盐量。避免暴饮暴食，吸烟喝酒，过度劳累或情绪激动等均为可诱发本病的刺激因素。

❖ 第八节　眩晕证的梅花针辨证治疗

一、典型验案

张某，男，46岁，教师，2013年8月5日就诊。

【主诉】

眩晕两年，近日加重。

【病史】

教学工作过于劳累，常于晨起突觉眩晕，如坐舟车，站立不稳，动则加剧，头胀痛晕蒙，少寐多梦。神疲懒言，闭目静卧，面色苍白，汗出肤冷，唇甲不华，胸闷泛恶，呕吐出胃内容物，口淡，耳鸣如蝉叫，二便正常。曾去诊所就诊，诊为内耳性眩晕，给予镇静剂阿托品、苯巴比妥等无效。

【检查】

患者懒于睁眼，慢性病容。检查头部无外伤，心肺（－），肝脾不大，听力减退，Bp：100/65mmHg，舌苔薄，舌质淡，脉沉细弱。

【诊断】

西医诊断：梅尼埃综合征。

中医诊断：眩晕（气血亏虚）。

【治疗】

治法：益气健脾、养血补虚。

选取经脉：督脉、膀胱经。

操作：首选督脉，顺经轻叩；次选膀胱经，顺经轻叩。每日叩刺20分钟，一日1次。

【疗程】

6天为一个疗程。治疗3次后，眩晕及呕吐症状缓解，耳鸣声音减小，头痛消失。治疗10次后，眩晕反复发作间隔时间延长，症状进一步好转。治疗第15次，神气恢复，基本痊愈。1年后随访，病情未见复发。

二、医案解读

本案患者是梅尼埃综合征，主要症状为神疲懒言，闭目静卧，面色苍白，汗出肤冷，唇甲不华，胸闷泛恶，口淡，属于中医学"眩晕"范畴，辨证为气血亏虚型，治以益气健脾、养血补虚之法，用梅花针叩刺督脉及膀胱经治疗。《景岳全书·眩晕》篇曰："无虚不能作眩，当以治虚为主。"气血亏虚型眩晕，是由气虚而清阳不展，血虚而脑失所养，发为本证。督脉位于背后中脊，主一身之阳，故谓之"督"，是奇经八脉的主脉，与六阳经有联系，是"阳脉之海"，故首选督脉以振发阳气。膀胱经为脏腑俞穴所居之处，故次选膀胱经以补益脏腑，兼运脾胃，调节阴阳平衡，使眩晕可愈。梅花针叩刺督脉与膀胱经，具有调节阴阳平衡，调理脏腑功能，补养气血等多种功能，是治疗本症的首选疗法。

三、诊后絮语

中医学认为，眩晕的病因病机有多种，常因肝郁化火、肝肾阴虚、痰湿阻络等因素导致。如《内经》"诸风掉眩，皆属于肝"，"木郁之发，甚则耳鸣眩转，目不识人"，"髓海不足，则脑转耳鸣"，"上气不足……目为之眩"等，后世医家又有"风火相煽，发为眩晕"，"无痰不做眩"等论述。

王富春教授多年来总结出一套梅花针辨证治疗眩晕证的经验，即依据眩晕症的分型辨证施治：①肝阳上亢眩晕，是由于风阳升动，上扰清空所致。治疗以平肝潜阳为主，所以首选督脉，因督为阳脉之纲，主一身之阳；头乃诸阳之会，清阳之府。故从百会向腰俞叩刺使阳火下行；重叩出血，以引阳火外泄。次选膀胱经脉，以补益脏腑（脏腑俞穴所居之处），调节阴阳平衡。②痰浊中阻眩晕，是由于脾胃虚弱，水谷不化，聚湿生痰，使清阳不升，浊阴不降。故有"无痰不作眩"之说。治疗以利湿化痰为主。因膀胱经具有利湿利水之功，兼可祛痰。轻叩其经还可补益脏腑，兼运脾胃，使痰湿可祛。叩刺督脉，以振奋阳气，使清阳上升，眩晕可平。③肾精不足眩晕，是由于精少而髓海空虚所致。故《灵枢·海论》曰："髓海不足，则脑转耳鸣，胫酸眩冒。"肾精不足有阴阳之分，故治法也相同。偏阴虚者，首选膀胱经，因肾与膀胱相表里，顺经轻叩，具有补肾生精，调节阴阳平衡作用；又阴虚者多兼阳亢，故逆督脉轻叩，具有引火归元作用。偏阳虚者，当首选督脉，以振阳气，兼补肾阳，轻叩膀胱经使阴阳平衡，兼以补肾。

❖ 第九节　脑血栓的针刺治疗

一、典型验案

李某，男，58 岁，农民。2013 年 5 月 15 日就诊。

【主诉】

右侧半身不遂、语言蹇涩 2 个月。

【病史】

患者平时身体素质较好，有饮酒史，于 2 个月前干活时突发脑血管意外，经住院治疗后，未见明显好转，留下了右侧偏瘫的后遗症。

【检查】

神志清楚，面色萎黄，吐字不清。右侧肢体偏瘫，经 CT、同 MRI 检查，左侧脑血栓。右侧上肢肌力 2 级、下肢肌力 2 级。右侧巴氏征（＋）。舌淡紫，舌苔薄白，脉细涩无力。

【诊断】

西医诊断：脑血栓后遗症。

中医诊断：中风后遗症（气虚血瘀）。

【治疗】

治法：补气活血，通经活络。

取穴：百会、廉泉、曲池、合谷、足三里。

操作：各穴刺激强度以病人能耐受为度，留针 30 分钟，留针期间，每隔 10 分钟行针 1 分钟，每日 1 次。

【疗程】

连续治疗 30 次为一个疗程。治疗 3 天后，上、下肢肌力有所增强，可抬起，能发音。治疗 1 个疗程后，患者病情明显好转。患侧上、下肢肌力恢复至 4 级，可以将瘫痪上肢举过头顶，能伸指握拳。发音较清晰，可以数数。经 2 个疗程治疗后，可走路，生活基本自理。随访 3 个月，未见异常。

二、医案解读

本案患者是脑血栓后遗症，主要症状为面色萎黄，舌淡紫、舌苔薄白、脉细涩无力，属于中医学"中风后遗症"范畴，辨证为气虚血瘀型，治以补气活血、通经活络之法。主穴取百会、廉泉，配以曲池、合谷、足三里。首选百会穴，百会穴与脑联系密切，是调节大脑功能之要穴。百会位于巅顶，属督脉，是督脉、足太阳膀胱经、手少阳三焦经、足少阳胆经、足厥阴肝经等五条经脉的交会处。如《针灸资生经》云："百会，百病皆主。"各经均在其下，各穴布其周，有百脉朝宗之势，总督诸阳之脉，有调和阴阳、协调脏腑之功能，故对中风疾病有很好的治疗效果。廉泉属任脉穴，针刺具有除痰开窍利咽之功效，可治疗舌强喑哑，流涎失语等。"治痿独取阳明"，曲池，合谷，足三里均为阳明经穴。曲池穴，在《疾病歌》中说："曲池拱手取，屈肘骨边求，善治肘中痛，偏风手不收。"主治偏风半身不遂，臂痛拉弓不开，两臂瘫痪不能举手。是治疗中风后遗症的常用穴位，效果显著。合谷为手阳明大肠经的原穴，与曲池相配可疏通阳明经气血，恢复上肢不遂。足三里穴是足阳明胃经之合穴，"胃者五脏六腑之海也。水谷皆入于胃，五脏六腑之气皆禀于胃"，胃为水谷之海，可包容五谷，荣养四旁。又脾胃互为表里，为后天之本，气血生化之源，是机体生命活动的基础，具有理脾胃、调气血、补虚弱、宣畅气机等功效。纵观各穴主治作用，取百会醒神之功，足三里益气之效，廉泉之开窍利咽，曲池、合谷之调和气血。共达补气活血，通经活络之功效，对中风疾病具有较好的效果。针灸疗法一直是中风的重要康复手段，再配以适当的肢体功能锻炼，效果显著。

三、诊后絮语

中医学认为中风有内风和外风之分。真中风，以外风为主，所中为轻，如面瘫一类；内中风，以内风为主，所中为重，即上述所讲的脑血管意外。内风多因心火暴盛；或肝郁化火，肝阳上亢；或正气自虚，血液运行迟缓，瘀血阻遏经络；或因肾阴亏虚，肝阳偏亢，阳动化风等所致。致因虽多，而"热极生风""阳动化风"与"虚风内动"是导致风自内生而致病的主要原因。本案讲述的中风偏瘫是中风后遗症的主症之一。中风的患者，在急性期如采取积极治疗措施，部分病人可以恢复，但大部分病人会留下或多或少的后遗症。其中以半身不遂、语言不利为主要的后遗症表现。如留有后遗症，应及早进行康复治疗。

脑血栓是由于脑动脉粥样硬化使管腔狭窄、闭塞或在狭窄的基础上血栓形成导致局部脑缺血缺氧软化坏死，出现偏瘫、失语等症候。起病急骤，很多病人第二天早起，肢体无力有所加重，在发病前 1 ~ 2 天或前几个小时，都有一些早期信号，医学上称为"中风先兆"。如突然口眼歪斜，口角流涎，说话不清；面、舌、唇或肢体麻木；意识障碍等，这时如能及时识别，并进行积极有效的治疗，多能使病人转危为安，防止脑血管病的发生。

治疗过程中，对患者要加强护理，注意饮食及病人的情绪变化，因病人此时性情多急躁易怒，故应多劝导，树立战胜疾病的信心，保持乐观情绪，配合治疗。治疗一个疗程后，如肢体能活动，尽量活动，加强功能锻炼，可促进肢体功能活动的恢复。在中风后遗症的康复治疗中，医务人员及患者家属应多与患者沟通，多做患者的思想工作，耐心指导，给予其信心，使其配合中风后遗症的恢复，从而增强疗效，缩短中风后遗症康复治疗的疗程。

✧ 第十节　脑血管病后精神障碍的针刺治疗

一、典型验案

张某，女，55 岁，教师，2015 年 12 月 18 日就诊。

【主诉】

右侧半身不遂、语言蹇涩 3 个月，伴失眠 1 个月。

【病史】

缘于3个月前，上街买菜时突发脑血管意外，经住院治疗后，未见明显好转，留下了右侧偏瘫的后遗症，1个月前晚上开始失眠，伴有头晕胀痛，目赤耳鸣，胁痛口苦，烦躁不安，每因情绪波动失眠更甚。曾自服龙胆泻肝丸，效果甚微。今来我门诊就医。

【检查】

神志清楚，面色红，吐字不清。右侧肢体偏瘫，经CT、同MRI检查，左侧脑血栓。右侧上肢肌力2级、下肢肌力2级。右侧巴氏征（+）。舌红，舌苔薄白，脉弦细。小便黄赤，大便秘结。

【诊断】

西医诊断：脑血栓后遗症，失眠。

中医诊断：中风后遗症（气虚血瘀）；不寐（肝郁化火）。

【治疗】

治法：补气活血，通经活络；疏肝泻火，镇静安神。

取穴：四神聪、百会、神门、印堂、大椎、三阴交、照海。

操作：嘱患者取平卧位，在腧穴部位进行常规消毒，四神聪穴平刺0.5寸（针尖逆督脉循行方向）；神门直刺0.3寸；三阴交直刺0.5寸；针用平补平泻手法，每次留针30分钟，针刺时间为14、15时为宜，每日针1次。

【疗程】

针刺 10 次为 1 个疗程。治疗 5 次后睡眠质量好转，2 个疗程后痊愈。

二、医案解读

本案患者是脑血栓后遗症，失眠，主要症状为面色红，吐字不清，右侧肢体偏瘫且伴有头晕胀痛，目赤耳鸣，胁痛口苦，烦躁不安，属于中医学"中风后遗症，不寐"范畴，辨证为气虚血瘀，肝郁化火之症，治以补气活血、疏通经络，疏肝泄火、镇静安神之法。针刺治疗主穴取四神聪、百会；配穴取神门、印堂、大椎、三阴交、照海。百会穴与脑密切联系，是调节大脑功能的要穴。百会位于巅顶，属督脉，是督脉、足太阳膀胱经、手少阳三焦经、足少阳胆经、足厥阴肝经等五条经脉的交会处。如《针灸资生经》云："百会，百病皆主。"各经均在其下，各穴布其周，有百脉朝宗之势，总督诸阳之脉，有调和阴阳、协调脏腑之功能，印堂、大椎均为督脉穴，且大椎为督脉与手足三阳之会，对中风疾病有很好的治疗效果。同时运用镇静安神针法治疗失眠，镇静安神针法是王富春教授以中医理论为基础，结合多年丰富的临床实践经验，潜心研究而创立的。对临床中的各型失眠均有疗效。镇静安神疗法具有镇静安神、益气养血、调节阴阳的作用，取穴为四神聪、神门、三阴交，四神聪可统调气血、引阳入阴、镇静安神；神门为手少阴心经的原穴，具有宁心安神、宽胸理气之功；三阴交为肝、脾、肾三经之交会穴，有养血活血、补益肝肾之功效。照海穴为八脉交会穴，通阴跷脉，主治中风卒倒、不省人事、癫狂等神志病。故诸穴合用，可调理气血，醒脑息风，豁痰开窍，疏通经脉，恢复神机。上述诸穴配伍，共达补气活血，通经活络；疏肝泻火，镇静安神之功效，在改善脑血栓后遗症的同时，改善了其出现的失眠症状，效果显著。

三、诊后絮语

脑血管疾病是威胁老年人健康的一种多发病、常见病，其后遗症有诸多表现，主要表现为偏瘫、语言障碍等多种神经症状外，一些病人也可出现精神症状，少数病人以精神症状为主，如失眠、嗜睡、精神不振、兴奋等临床表现。针灸连续治疗三个疗程后，各精神症状均有所改善。可见针刺可调理气血，醒脑息风，豁痰开窍，疏通经脉，恢复神机。有效改善脑血管病后精神障碍。

《灵枢·邪客》认为"卫气行于阳，不得入于阴"，阳气盛、阴气虚而"目不瞑"，当"补其而足，泻其有余，调其虚实，以通其道而去其邪"。《景岳全书》将不寐概括为有邪、无邪两类："神安则寐，神不安则不寐。其所以不安者，一由邪气之扰，一由营气不足耳。有邪者多实证，无邪者多虚证。"因而，失眠之症多由阴阳失调、阳不交阴所致，可分为正虚、邪实两类。虚证可涉及心、肝、脾、肾诸脏腑，实证则以痰浊、火热、瘀血、食滞为因。西医学认为失眠之症多属大脑皮层功能障碍的结果，患失眠之症多为脑力劳动者，此其明证。至于治法，调阴阳，理气血，治脏腑，和营卫，治病求本，要在辨证论治。人的寤寐，由心神控制，而营卫阴阳的正常运行是保证心神调节寤寐的基础。凡影响营卫气血阴阳的正常运行，使神不安舍，都会成为失眠的病因病机。

对于脑血管疾病后的失眠患者，应首先树立克服疾病的信心，安排规律生活，保持适度运动，睡眠前放松心情，睡前饮食适度。

◆ 第十一节　慢性腹泻的电针治疗

一、典型验案

龚某，男，26 岁。2014 年 6 月 12 日就诊。

【主诉】

腹泻半年余。

【病史】

半年来由于水土不服，饮食不节，导致泻痢。最初服药后症状曾一度好转，但由于疏于节制饮食，遂经几次反复，而演变成慢性泄泻。尤其近 2 个月来病情因气候变化而加重。每日少则溏泄 3、4 次，多则 5、6 次。时轻时重，缠绵不断，服中西药治疗效果均不明显。

【检查】

患者排便次数增多，大便溏薄或呈液状，饮食稍有不慎即发或加重，且常呈间歇性发作。食后腹胀，食欲不振，面色萎黄，倦怠乏力，神疲懒言，腹痛多为间歇性、阵发性隐痛。大便常规检查正常，便质稀，血离子检查正常。舌质淡，苔薄白，脉濡弱。

【诊断】

西医诊断：慢性肠炎。

中医诊断：腹泻（脾气亏虚）。

【治疗】

治法：健脾益气，利湿止泻。

取穴：天枢、足三里。

操作：各穴快速垂直进针，针尖略向下刺入 1.5 寸，行小幅度的捻转补法，行针 3 分钟，频率为 30 次每分钟，使患者天枢穴部出现酸胀感且针感向肛门放散。然后接上 6805-2 型电针治疗仪，使用疏密波，通电时逐渐加大电流强度，通电时间为 20 分钟。针刺每日一次。

【疗程】

针 10 次后，自觉症状明显好转，饮食增加，精神好转，大便次数减少；又连续针刺 10 次，诸症悉除，大便已成形。3 个月后进行随访。大便次数和性状完全恢复正常，食欲不振，神疲懒言，倦怠乏力，脘腹痞满，肠鸣音亢进，腹胀腹痛等症状均消失。

二、医案解读

本案患者是慢性肠炎，主要症状为便次数增多，大便溏薄或呈液状，饮食稍有不慎即发或加重，且常呈间歇性发作，食后腹胀，食欲不振，面色萎黄，倦怠乏力，神疲懒言，腹痛多为间歇性、阵发性隐痛，舌质淡，苔薄白，脉濡弱，属于中医学"腹泻"范畴，辨证为脾气亏虚之症。治以健脾益气、利湿止泻之法。取穴为天枢、足三里。天枢穴在腹中部，脐中旁开二寸，为足阳明胃经腧穴，大肠募穴。《灵枢·骨度》中说："天枢以下至横骨长六寸半"。《针灸甲乙经》中天枢穴别名长溪、谷门；《肘后备急方》中将天枢穴称大肠俞；《神灸经纶》中称其为天根；穴在腹部脐旁，为上下腹部之分界。"枢"是枢机、枢纽之意，因此穴有通调上下升降之功，故名。天枢穴主治泄泻、痢疾、腹胀、肠鸣、胃痛、呕吐等疾病，具有疏调肠腑，通便止泻，和中健脾，调经活血的作用，为临床常用腧穴之一。本证患者属脾气亏虚之症，故加以足三里，补气健脾，二穴配伍共奏健脾利湿，和中止泻、补气健脾之功。该患者经疗程结束后不仅症状明显改善且3个月后随访并未复发。

电针天枢穴为主治疗腹泻，具有益气养血、健脾止泻的作用，选穴精简、疗效可靠。其主穴选取天枢穴，加足三里以健脾益气。电针疗法是在针刺得气后在针上通以接近人体生物电的微量电流，利用针和电两种刺激相结合，作用于穴位，能够加强针刺效应。疏密波是疏波、密波自动交替出现的一种波形，疏、密交替持续的时间各约 1.5 秒，能促进气血循环，改善组织营养，消除炎性水肿。因此，电针天枢穴为主治疗腹泻，不仅取穴简练准确，而且电针的刺激方法可增强疗效，是科学有效的针刺方法。

三、诊后絮语

中医学早在《内经》中就有记载，称之为"泄"，有"濡泄""洞泄""注泄"等。腹泻的病因是多方面的，虽然外感风、寒、暑、湿之邪，内伤饮食情志，导致脏腑失调皆可引发泄泻，而脾虚湿盛是导致本病发生的重要因素，《景岳全书·泄泻》载："泄泻之本，无不由于脾胃"。本病多为外感时邪、饮食不节，或肝气抑郁等原因，导致腹泻反复发作，一般以虚证为主，早期多为脾气虚弱而致运化失常，久则脾虚不能恢复而病及于肾，形成脾肾两虚，病情更为迁延。西医学中"脾"是人体的免疫器官，"胃"为受纳腐熟水谷的器官。脾胃虽为后天之本，气血生化之源，但其欲完成的生理功能仍然脱离不了其吸收和运化。长期腹泻则导致脾虚，而脾胃虚弱又加重腹泻，两者互为因果。可见脾胃功能障碍是此病的关键性因素。所以泄泻的病位虽在肠，但关键病变在于脾胃虚弱，运化失司，小肠无以分清泌浊，大肠无以传导变化，水湿内停，合污而下，发生泄泻。本病病位在脾胃，与肝肾密切相关。脾胃肝肾之气失司为本，胃肠功能失调为辅，致气血逆乱，脏腑失调，阴阳不和等病理变化。清浊不分、混杂而下，走于大肠而为泄泻。

西医学认为腹泻大多由消化不良、慢性肠炎、肠功能紊乱、结肠过敏、溃疡性结肠炎，以及肠结核等疾病所引起。临床上主要表现为大便次数增多，粪质稀薄，反复发作，长期迁延不愈。脾气虚弱的患者主要表现为面色萎黄，食少神疲，腹胀不舒，大便稀薄或夹有不消化物质，甚则面浮、足肿、脱肛；脾肾两虚者则多表现为每在黎明之前，脐下作痛，肠鸣即泻，完谷不化，腹部畏寒及有时作胀，食欲不振等。常规临床治疗以解痉、消炎、免疫抑制剂为主，精神紧张者予以镇静剂等对症治疗，易反复。

腹泻病程较长，经常反复发作，治疗较难，必须坚持较长时期的治疗，才能奏效。本病多以脾胃虚弱为主症，治疗同时还应注意调节饮食，忌食生冷油腻之品，耐心治疗，可收全功。如果泄泻频繁有严重脱水的现象或者由于恶性病所引起的腹泻，则当采取综合疗法。

◆ 第十二节 电针五脏俞治疗急性吉兰—巴雷综合征

一、典型验案

陶某，男，45岁，干部。2012年7月15日就诊。

【主诉】

四肢进行性乏力，活动困难1年余，加重3个月。

【病史】

患者于1年前，无明显原因出现双上肢远端肌肉颤动，以左手为重。上肢远端出现不随意蠕动样肌纤维收缩。1 个月后左手大鱼际肌和小鱼际肌萎缩，掌心平坦。逐渐蔓延至四肢萎缩、无力，活动困难。经当地医院就诊，诊断为肌萎缩性侧索硬化症。予以复合维生素 B 等多种维生素，ATP、肌苷、葡萄糖等能量合剂，安坦、东莨菪碱等药物进行治疗，治疗 1 年余仍不见好转。日久出现口齿不清，语言不畅，饮水呛咳等症状。遂于 2012 年 7 月前来我院就诊，入院时，已不能行走，需坐轮椅。

【检查】

双上肢肌肉萎缩，远端呈爪形手。肌张力正常，腱反射增强，Hoffmann 征阳性。双下肢肌张力高，腱反射亢进，病理反射阳性。舌肌萎缩，震颤明显，构音障碍，饮水反呛。肌电图，可见纤颤电位，巨大电位，运动神经传导速度多正常。脊髓磁共振检查，显示脊髓萎缩。脑脊液的压力、成分和动力学检查均属正常。血清酶学检查（磷酸肌酸激酶、乳酸脱氢酶）略有增高。神疲乏力，语音低微，气短，胃纳差，睡眠尚可，苔薄白，脉沉细无力。

【诊断】

西医诊断：肌萎缩侧索硬化症。

中医诊断：痿证（脾胃气虚）。

【治疗】

治法：健脾益气。

取穴：百会、风府、廉泉。背部组：取华佗夹脊穴、肝俞、肾俞、脾俞等穴；上肢组：曲池、手三里、外关、合谷；下肢组：取足三里、三阴交、绝骨、阳陵泉。

操作：针刺用补法，中等强度刺激，针刺得气后，采用电磁波谱治疗仪治疗（神灯照射疗法）。每次留针30分钟，每日1次。

【疗程】

针刺10次为一个疗程。采用上法治疗一个疗程后，患者肌肉颤动明显减轻，精神好转，肌力也有所恢复，饮水呛咳次数减少，能数数，但发音不太清楚；治疗两个疗程后，患者已能站立，肌力恢复正常，发音渐清楚；经过3个月的治疗后，患者可独立行走，构音改善，能较清楚地说话，饮水不呛，精神状态良好。随访半年，病情未见加重。

二、医案解读

本案患者是肌萎缩侧索硬化症，主要症状为四肢萎缩、无力，活动困难，神疲乏力，语音低微，气短，胃纳差，睡眠尚可，苔薄白，脉沉细无力，属于中医学"痿证"范畴，辨证为脾胃气虚之症，治以健脾益气之法。主穴为百会、风府、廉泉，配以背部华佗夹脊、肝俞、肾俞、脾俞等穴；上肢曲池、手三里、外关、合谷；下肢足三里、三阴交、绝骨、阳陵泉。中医学认为肝主筋，脾主肌肉，肾主骨生髓，治疗宜补肝肾，健脾益气。故本例治疗时取阳陵泉，悬钟。因肝主筋，筋会阳陵泉；肾主骨髓，髓会悬钟；针刺三阴交、肝俞、肾俞、脾俞，补益肝肾，健脾益髓；《素问·痿论》篇曰："阳明者，五脏六腑之海也。阳明虚，则宗筋纵带脉不引，故足痿不用。"故上肢组与下肢组取穴均以阳明经穴为主，阳明经为多气多血之经，取之可通调局部经络气血，主润宗筋。根据侧索解剖学位置，可将其隶属督脉。督脉为阳脉之海，总督诸经，既受正经经气濡养，又促使脏腑气血灌注正经，调节正经经气，督脉闭塞，调节废止，四肢乃至全身肌肉便完全萎缩。故取督脉之百会穴，针刺使督脉通畅，则诸经得以温煦，则诸经气血流畅，四肢得以濡养。西医学认为，疏通督脉，依靠督脉调节改善萎缩肌的营养，进而能有效地控制脊髓侧索硬化的发展，才能控制肌肉的进行性萎缩治愈本病。廉泉之开窍利咽，廉泉属任脉穴，针刺之具有利咽除痰开窍之功效，可治疗舌强喑哑，流涎失语等。风府属督脉穴，为治疗延髓性麻痹的经验效穴。本案患者在西医内科诊断后，对任何类型的运动神经元疾病都无特异性的治疗方法，仅仅采用支持性治疗，仍然不见好转，接受针灸治疗后，病情有所恢复且疗效显著，随访后病情未见加重，可见针灸是一种治疗神经性疾病的有效方法。

三、诊后絮语

痿证是由邪热伤津，或气阴不足而致筋脉失养，以肢体软弱无力、筋脉弛缓，甚则肌肉萎缩或瘫痪为主要表现的肢体病证。临床上以下肢痿弱较为多见。

西医上，吉兰—巴雷综合征是急性炎症性脱髓鞘性多发性神经病，是由感染因子引起免疫机制介导，以周围神经中单核细胞浸润和节段性脱髓鞘为病理改变，神经传导速度异常的变态反应性疾病。吉兰—巴雷综合征临床表现为急性软瘫，属于中医"痿证"范畴。《素问·痿论》篇提出"治痿独取阳明"的治疗原则，故在吉兰—巴雷综合征的针灸治疗痿证上也多以取阳明经穴为主。但从临床来看，痿证虽然虚多实少，却不能单纯以"独取阳明"治疗各种类型痿证，若拘泥于"治痿独取阳明"之古训，则临床疗效难突破。《素问·痿论》篇根据因、症候的不同，将痿证分为皮痿、脉痿、筋痿、肉痿、骨痿五痿，因肺主皮毛、心主血脉、肝主筋膜、脾主肌肉、肾主骨髓所属关系，五痿分属五脏。

五脏俞即肺俞、心俞、肝俞、脾俞、肾俞五个俞穴，是五脏经气输注于背腰部的俞穴，位于背腰部足太阳膀胱经的第一侧线上，是针灸临床上重要而常用的特定穴。《灵枢·背腧》首载五脏俞的名称和位置，第一部针灸专著《针灸甲乙经》记载其主治病证为相应脏腑病证、相表里脏腑病证和相应脏腑的五官、五体病证。根据五脏俞穴主治五脏所主疾病理论，王富春教授创造性地提出了"治痿独取膀胱经五脏俞"的针灸治疗痿证新理论，即针刺膀胱经五脏俞治疗各型痿证，为痿证治疗另辟蹊径，丰富发展了针灸学治痿理论，针刺五脏俞治疗本病无副作用，价格低廉，易于患者接受，值得临床推广。

✧ 第十三节　颤证的针刺治疗

一、典型验案

王某，男，62岁，工人。2013年5月9日初诊。

【主诉】

左侧手及上肢震颤1年。

【病史】

1年前，出现不明原因的右手指震颤，遂去某市级医院神经科就诊，诊断为原发性震颤麻痹。口服左旋多巴、安坦筹药物治疗，开始时症状尚能控制，而后不见效果，反而加重。医生建议手术治疗，因患者有恐惧心理，遂寻求针灸治疗。

【检查】

现患者慌张步态，面具脸，双上肢震颤明显，四肢肌强直，上肢无摆动，皮脂分泌旺盛，说话含糊不清，生活需子女照顾。头晕膝酸，舌淡苔少，脉弦细弱。

【诊断】

西医诊断：震颤麻痹。

中医诊断：颤证（肝肾阴虚）。

【治疗】

治法：补益肝肾。

取穴：蠡沟、太冲、太溪、三阴交、阳陵泉、阴陵泉、肾俞、肝俞、合谷。

操作：平补平泻，针刺得气后留针 30 分钟，每日针刺 1 次。

【疗程】

10 次为 1 个疗程。治疗 5 次后，震颤明显减轻。治疗 1 个疗程后，走路明显改善，面部开始有表情，语言功能有所恢复。治疗 2 个疗程后，双上肢仅见轻微震颤，语言清晰，生活基本自理。巩固治疗 1 年疗程，临床症状基本得以控制。

二、医案解读

本案患者是震颤麻痹，主要症状为肢体震颤，伴有头晕、耳鸣、腰酸膝软，舌质淡红、苔薄白，脉沉缓无力，属于中医学"颤证"范畴，辨证为肝肾阴虚之症。治以补益肝肾之法。取穴为蠡沟、太冲、太溪、三阴交、阳陵泉、阴陵泉、肾俞、肝俞、合谷。肝藏血，主筋，肝肾乙癸同源，肝肾阴血不足，筋脉失却阴血濡润而挛急，故肌肉紧张，张力增高，发硬；阴虚风动而现震颤，故补蠡沟、太溪可调补肝肾之阴；补三阴交、阴陵泉以补肾健脾调肝治其本；肾俞、肝俞重在滋阴补肾养肝以治其本；泻太冲、阳陵泉可潜阳息风而治颤；泻曲池、尺泽可柔筋缓急以治其标；欲治其风，必先治血，故取血海、膈俞调气和血，即所谓"治风先治血，血行风自灭"之意。太冲、合谷又属上下配穴，古称"四关穴"，临床验之，具有很好的镇静止颤作用。本案患者再接受针灸1疗程后走路明显改善，2疗程后震颤幅度变小，经过1年的疗程巩固，症状基本得以控制，可见临床应用针灸治疗颤证疗效显著。

三、诊后絮语

震颤麻痹也称帕金森病。本病系中脑黑质及黑质纹状体通路多巴胺能神经元变性、多巴胺分泌减少而导致的锥体外系病变。其症状体征特点主要为"筋"的震颤与僵直，故表现为行动迟缓，步态慌张，面具脸等。

本病属中医"颤证"范畴。颤证又名震颤、颤振。是指手足颤动，或头部摇晃不能自主的症状。轻者仅有头摇或手足微颤；重者头部震摇大动，四肢颤抖不止，为临床较难治之证。多因肝肾精血亏少，气阴不足，筋脉失养，虚风内动，或因风痰阻络等所致。常见疾病有颤病、脑萎、气厥等脑系疾病。

历代医家认为颤证病机核心为风气内动，《证治准绳·杂病》谓："颤，摇也，振，动也，筋脉约束不住而莫能任持，风之象也"，根据帕金森病的主证，其病位在肝，并与脾、肾关系密切。本病的病变较为复杂，主证为震颤，其病理基础是内风，而内风形成又在于正虚，阴血虚而产生内风。本病病程较长：患者多为中老年，阴损及阳，阴血不足日久则会导致阳气亦虚。换言之，"虚"是本病的关键所在。正虚又可导致血瘀、痰浊内生，使证候出现本虚标实。即肝肾阴虚、气血不足为病之本；肝阳化风、气滞血瘀、痰浊阻滞、痰热动风为病之标，病久则虚实夹杂，寒热转化不定。

❖ 第十四节　类风湿关节炎的针刺治疗

一、典型验案

冯某某，女，62岁，退休。2005年4月11日就诊。

【主诉】

双膝疼痛活动不便4年多，加重1周。

【病史】

患者于4年前因搬迁至新家，环境潮湿，每遇天气变冷或阴雨天关节部疼痛加重，得暖则疼痛缓解，晨起关节僵硬，未经系统治疗。1周前由于感寒后出现关节疼痛，痛有定处，遇风寒加重，得热则缓，伴夜寐不佳，纳呆，二便正常。

【检查】

关节肿胀，压痛明显，关节皮色正常，无灼热感，舌淡红，苔白腻，脉沉紧。

【诊断】

西医诊断：类风湿关节炎。中医诊断：痹证（风寒湿痹）。

【治疗】

治法：祛风通络，散寒除湿。

取穴：主穴：曲池、外关、阳陵泉、足三里。配穴：脊柱关节加夹脊穴；肘关节加曲池、手三里；腕关节加合谷、阳溪、腕骨；掌指关节加外关、八邪；髋关节加秩边、环跳、居髎；膝关节加梁丘、血海、膝眼；踝关节加解溪、丘墟、昆仑；跖趾关节加八风、束骨、公孙。风寒湿痹加风门、关元以振奋阳气、温经通络；风湿热痹加大椎、曲池以疏风清热通络；肾虚寒凝加肾俞、肝俞、脾俞以壮筋骨、养肌肉、利关节。

操作：采用针刺法治疗。充分暴露针刺部位，嘱患者舒适体位，选用 28 号 1.0～1.5 寸毫针，每针均要求行针至产生酸、胀的针感，并使针感向腧穴周围放散。

【疗程】

每日治疗 1 次，每次留针 30 分钟。治疗 10 次，关节疼痛减轻，仍肿胀，有压痛，屈伸受限，晨僵尚存，继续治疗 1 个月后，关节疼痛明显减轻，略肿胀，轻压痛，屈伸稍受限，晨僵不明显，前后治疗 3 个月余，关节疼痛消失，外观如常，无压痛，屈伸无障碍，无晨僵。

二、医案解读

本案患者为类风湿关节炎，主要症状为双膝疼痛，活动不便，遇天气变冷或阴雨天关节部疼痛加重，得暖后疼痛缓解，晨起关节僵硬，舌淡红，苔白腻，脉沉紧，属于中医学"痹证"范畴，风寒湿痹型，以祛风通络，散寒除湿为治疗原则，主取阳明经、少阳经腧穴。主穴：曲池、外关、阳陵泉、足三里，阳明经多气多血，针刺手阳明经之合穴曲池祛风除湿，调营和血；手少阳三焦经之络穴外关疏通经络，通理三焦；阳陵泉为八会穴之筋会，是治疗痹证的要穴，有舒筋活络、通利关节之效；足三里穴为足阳明胃经合穴，有调理脾胃，通畅气机，通经活络之功效，且足三里穴还可增强机体免疫力和御寒抗病能力；配合兼证取穴，以疏通局部经络，使气血运行通畅，肢体关节得以濡养；本案例属风寒湿痹型，故诸穴均可用温针灸，可借助针感使热度直达病所，共奏温经散寒，活血止痛，濡养关节，温补肝肾的功效，从而对类风湿关节炎具有标本兼治的作用。

三、诊后絮语

类风湿关节炎是一种常见的关节慢性炎症性疾病，属中医学"顽痹""历节风""痛风"等范畴。《证治准绳》曰："两手十指，一指痛了一指痛，痛后而肿，骨头里痛。膝痛，左膝痛了右膝痛，发时多则五日，少则三日，昼轻夜重，痛时发热，行则痛轻，肿却重。"这种认识与类风湿关节炎较为相似。《诸病源候论》："短气、自汗出、历节疼痛不可忍、屈伸不得是也"；《外台秘要》曰："白虎病者，大都是风寒暑湿之毒，因虚所致，将摄失理，受此风邪，经脉结滞，血气不行，蓄于骨节之间，或在四肢，肉色不变；其疾昼静而夜发，发即彻髓，酸疼不歇，其病如虎之啮，故名：白虎之病也"；《医学正传》："所谓痛痹，即今之痛风也。诸方书又谓白虎历节风，以其走痛于四肢骨节如虎咬之状，而以其名之耳。"《医学心悟》："复有患痹日久，腿足枯细，膝头肿大，名曰鹤膝风。"中医学认为该病多因风、寒、湿等外邪侵袭人之肢体、筋脉、肌肉、关节等部位，杂合日久，肺、脾、肾功能失调，致痰湿、瘀血交结，痹阻关节，经络不通，气血不行，加之气血不足，肝肾亏虚，内外相合而致肌肉、筋骨、关节发生酸痛、麻木、重着、屈伸不利，甚至关节肿大、灼热。《素问·痹论》曰："所谓痹者，各以其时重感于风寒湿之气也"，并进一步将其分类："风气胜者为行痹；寒气胜者为痛痹；湿气胜者为着痹"。

类风湿关节炎对人体的损害主要累及四肢大小关节，也可累及颈椎和颞颌关节，还可累及全身其他器官。早期症状主要为受累关节的疼痛、肿胀、活动困难、晨僵。晚期由于关节炎症持久不愈，进而导致进行性关节破坏，造成畸形或强直。部分患者还可能不同程度地累及关节外组织器官，出现贫血、类风湿皮下结节、巩膜炎、心包炎、心肌炎、胸膜炎、肾淀粉样变等病变。

✦ 第十五节　针刺治疗颈椎病

一、典型验案

王某，男，68岁，干部。2006年6月13日就诊。

【主诉】

左上肢疼痛、左手麻木无力3年，加重5天。

【病史】

患者于 3 年前逐步出现左上肢疼痛，之后手臂不能上举，左手麻木无力。无外伤史。被当地医院诊断为肩关节周围炎，在肩部针灸推拿及服中药等均未见效。近日在某三甲医院做磁共振示：C3/4 ~ C6/7 颈椎间盘突出压迫硬膜囊，C4、C5 水平脊髓信号改变。结合体征症状，确诊为颈椎病，建议其住院治疗。由于患者家离医院太远，遂来求针灸治疗。

【检查】

颈部无压痛，左上肢上举外展后伸均在 30°~ 40° 左右，功能障碍明显。左上肢反射亢进，左侧颈部牵拉试验阳性。舌暗紫有瘀斑，苔薄，脉细涩。

【诊断】

西医诊断：颈椎病。

中医诊断：颈痹（气滞血瘀）。

【治疗】

治法：行气活血，通络止痛。

取穴：天柱、风池、大椎、肩井、肩髃、曲池、合谷。

操作：采用针刺法治疗。充分暴露针刺部位，选用 28 号 1.0 ~ 1.5 寸毫针，天柱穴，针尖略向下斜刺；风池穴，互相向对侧刺，使针感集中于颈部，并沿颈部传导；大椎穴反复提插探寻，直至有酸胀感顺督脉向下传导；肩井穴，一般先行按压，以压痛明显处进针，以有明显的酸胀感为度，注意不可过深，以免伤及脏器；肩髃穴针尖略向前向下，使针感沿上肢向下传导；曲池、合谷穴常规针刺，以出现明显的酸胀感为宜。

【疗程】

隔日治疗 1 次，每次留针 30 分钟。治疗 5 次，左上肢已可上举，外展约 80°，后伸 70°，疼痛及麻木感明显减轻，治疗 10 次，左上肢外展约 150°，后伸 80°，偶有疼痛及麻木感，前后共治疗两月余，症状基本消失，偶有手麻。

二、医案解读

本案患者为颈椎病，主要症状为左上肢疼痛，手臂不能上举，左手麻木无力，舌暗紫有瘀斑，苔薄，脉细涩，检查磁共振示：C3/4 ~ C6/7 颈椎间盘突出压迫硬膜囊，C4、C5 水平脊髓信号改变，属于中医学"颈痹"范畴，气滞血瘀型，以行气活血、通络止痛为治疗原则，故主要取颈部及其周围不同的三条经脉的穴位，系"经脉所过，主治所及"的含义。取穴：天柱、风池、大椎、肩井、肩髃、曲池、合谷。天柱为局部取穴，属足太阳膀胱经之穴，可疏通太阳、督脉经气，通络止痛；风池属足少阳胆经之穴，可疏散风热，亦可祛内风；大椎为督脉穴位，为诸阳之会，能激发诸阳经经气，疏通阳经经络；肩井、肩髃为局部取穴，疏通经络；曲池、合谷为远端取穴，疏通经气、活络止痛。本案例属气滞血瘀型，故针刺诸穴均可使针感直达病所，共奏行气活血，通络止痛之功效；配合局部取穴，以疏通局部经络，使气血运行通畅，改善左上肢疼痛、左手麻木无力之症状，从而对颈椎病具有标本兼治的作用。本方的另一关键在于操作，即一定要取得满意的针感，否则影响疗效。

三、诊后絮语

颈椎病是临床最常见的疾病之一，属于中医学"颈痹"范畴。《素问·至真要大论》云："诸痉项强，皆属于湿，湿淫所胜……病冲头痛，目似脱，项似拔"；《证治准绳》云："颈病头晕非是风邪，即是气挫，亦有落枕而成痛者……由挫闪及久坐而致"；《张氏医通》云："有肾气不循故适，气逆火脊而上，至头肩痛。或观书对弈久坐而致脊背痛。"指出长期低头伏案，顶部负荷过度可致颈椎病。"《内经》："脉弗荣则筋急"，"邪在肾，则病肩背颈项病"。"肾主骨，藏精生髓"，"肾生气"，肾虚则气少，骨酸懈惰，不能举动……《证治准绳》云："有风，有寒，有湿，有内挫，有癖血气滞，有痰积皆标也，肾虚其本也。"《张氏医通》云："有肾气不循故道，气逆夹脊而上，至头肩痛。"《医门法律》曰："非必为风寒湿所痹，多因先天所察肾气衰薄，阴寒凝聚。"《素问·至真要大论》说："阴痹者，腰椎头项痛，时眩，病本于肾。"清代医程杏轩在总结了《素问》有关论述后，认为"病在肾，则病肩、背、颈项痛"。特别强调了颈椎病，其本在肾。《素问·调经论》曰："百病之生，皆有虚实"。其中颈椎病主要为年老体弱而阴元阳不足，加之迁延劳损，精气不复而致病。东汉张仲景对此早有认识，故在《金匮要略》中指出："人年五六十，其病脉大者，痹挟背行……皆因劳得之"。认为肩腰背痹阻而引起疼痛，是劳损所致肾气不足的痹痛，多见于五、六十岁的人。又有《证治准绳》云："皆由肾气不能生肝，肝虚无以养筋，故机关不利。"《素问·上古天真论》曰："三八，肾气衰……七八肝气衰，筋不能动"。《杂病源流犀烛》云："筋急之源，由血脉不荣于筋之故也"。其病因病机多为本虚标实，虚实夹杂，多因体虚、劳损、风寒侵袭颈部，使经气不利所致。颈部感受风寒，阻痹气血，或劳作过度、外伤，损及筋脉，气滞血瘀，或年老肝血亏虚、肾精不足，筋骨失养，皆可使颈部经络气血不利，不通则痛。

✧ 第十六节　针刺治疗肩周炎

一、典型验案

姜某，男，42 岁，司机。2002 年 5 月 11 日就诊。

【主诉】

左肩部疼痛 1 年，伴活动不便 6 个月，加重 2 周。

【病史】

患者于 1 年前无明显诱因出现左肩部疼痛，活动时加重，因症状时轻时重，未予重视。2 周前因开车时间较长，受寒后逐渐感到疼痛加重，难以上举，夜间不能左侧卧位，且穿衣受到限制。曾去某医院检查，确诊为肩周炎，应用物理治疗及口服中药，症状缓解不明显，遂来求针灸治疗。

【检查】

左肩部外观正常，无红肿，肩关节周围压痛明显，搭肩试验阳性，左肩外展60°时即感疼痛剧烈，内旋60°，上举80°，外旋30°，舌淡苔薄，脉平。

【诊断】

西医诊断：左肩关节周围炎。

中医诊断：肩痹（风寒湿痹）。

【治疗】

治法：祛风散寒，温经通络止痛。

取穴：主穴：阿是穴、肩髃、肩贞、肩前、肩髎、天宗。配穴：风寒肩痛加曲池、外关；痰湿肩痛加丰隆、阴陵泉；瘀血肩痛加条口透承山。

操作：采用电针法治疗。充分暴露针刺部位，选用28号1.5～2.0寸毫针，取健侧肩髃、肩髎、肩贞、天宗、曲池、外关。进针得气后，毫针泻法，将G6805型电针治疗仪的两根电极分别通于肩髃、曲池穴，采用连续波，频率60次／秒，电流强度以病人能耐受为度。

【疗程】

每日治疗1次，每次留针20分钟，10次为1疗程，疗程间隔2天。治疗5次后，疼痛大减，已能左侧卧位入睡。治疗1疗程后，肩臂活动较前自如，已能做较大幅度的活动，穿衣、梳头均不受限，共治疗20次，临床痊愈。随访1年未复发。

二、医案解读

本案患者为肩周炎，主要症状为左肩部疼痛，活动及受寒后疼痛加重，难以上举，夜间不能左侧卧位，且穿衣受到限制，舌淡苔薄，脉平，属于中医学"肩痹"范畴，风寒湿痹型，以祛风散寒，温经通络止痛为治疗原则。主穴：阿是穴、肩髃、肩贞、肩前、肩髎、天宗等手三阳经穴。肩髃、肩贞、肩前三穴为治疗肩痛的常用效穴，谓之"肩三穴"，配合阿是穴可起到祛风散寒、通络止痛的作用；肩髎为手少阳三焦经腧穴，具有升清降浊，祛风湿，通经络的作用；天宗穴为手太阳小肠经腧穴，具有升发阳气，通经活络之功效。配穴：风寒肩痛加曲池、外关以疏导少阳、阳明经经气，祛风散寒；痰湿肩痛加丰隆、阴陵泉以祛痰除湿；瘀血肩痛加条口透承山以活血化瘀，消肿止痛。本案例属风寒湿痹型，故针刺诸穴可起到祛风散寒，温经通络止痛之功效，使气血运行通畅，改善左肩部疼痛，受寒后疼痛加重，难以上举，夜间不能左侧卧位，且穿衣受到限制之症状，从而对肩周炎起到治疗作用。

三、诊后絮语

肩周炎，又称"漏肩风""冻结肩""凝肩"，因多发生在50岁前后故又称"五十肩"。在中医文献中尚有"肩痛""锁肩风""肩不举"等不同称谓。《太平圣惠方》曰："夫劳倦之人，表里多虚，血气衰弱，腠理疏泄，风邪易侵……随其所感，而众痹生焉"；

《金匮要略诠解·血痹虚劳病脉证并治》中曰："凡尊荣之人，则养尊处优，好逸恶劳，多食肥甘，而肌肉丰盛，不事劳动则筋骨脆弱，以致肝肾虚弱……阳气虚，血行不畅，重因疲劳则汗出，体气愈疲，此时加被微风，遂得而干之，则风与血相搏，阳气痹阻，血行不畅。"中医学认为本病是由于卫外不固风寒湿邪乘虚而入，凝结筋脉，经络不通，不通则痛。肩周炎主要是肩痛，肩关节活动受限为主要临床表现的病症。《灵枢·官针》篇曰："巨刺者，左取右，右取左。"这是一种左病取右，右病取左的交叉取穴法。后世医家在医疗实践中一直沿用此法，且已用于诸如疼痛、软组织挫伤，半身不遂等多种病证的治疗，疗效颇佳。中医学的经络学说认为，人体手足阳明经皆交会在督脉的大椎穴，且同名经经气相求，因而针刺健侧肢体的穴位可以治疗对侧疾患。近年来也有人通过肌电测定表明，在人体同侧肌群上的穴位刺激得气，不但有明显的肌电变化，而且对侧相同的肌群上，亦有相同的肌电位变化。

针刺具有镇痛、改善循环、缓解肌肉紧张和改善肌肉疲劳的作用，我们通过对肩周炎病人的治疗观察表明巨刺法有着同样的作用，这也是巨刺治疗机理所在。从多年的临床经验来看，病程与疗效有一定关系，病程越短，疗效越佳，与单纯巨刺组比较，电针巨刺组治愈率较高，经统计学处理有显著性差异。本疗法的优点在于采用电针巨刺，患肩痛阈提高，血液循环改变之时，即行局部按摩，活动患肩，这样病人痛苦小，容易接受，可收到事半功倍之效，这是提高本病疗效的一个很好的途径，值得推广。

❖ 第十七节　针灸治疗腰椎间盘突出症

一、典型验案

史某，女，52岁，职员，2000年2月就诊。

【主诉】

右侧腰痛5年，加重1周。

【病史】

患者5年前因车祸损伤腰部后，出现右侧腰痛，经用药后好转，每遇劳累或气候变化，即可发作。经某医院行磁共振示：L3、L4椎间盘突出。建议住院手术治疗。患者坚持想保守治疗，经人介绍，遂来求针灸治疗。

【检查】

痛苦病容，L3、L4椎间右侧压痛明显，直腿抬高试验阳性，"4"字试验阳性，舌红，苔白腻，脉沉紧。

【诊断】

西医诊断：腰椎间盘突出症。

中医诊断：腰痛（寒湿凝滞）。

【治疗】

治法：祛寒除湿，通络止痛。

取穴：主穴：肾俞、腰阳关、阿是穴、委中。

配穴：外感寒湿加灸大椎；肾虚加灸命门；瘀血阻滞加膈俞。

操作：采用针灸法治疗。充分暴露施术部位，选用28号1.5～2.0寸毫针，上述穴位按照虚补实泻法常规操作。寒湿腰痛选大椎穴艾灸；瘀血腰痛加膈俞刺络拔罐；肾虚腰痛阳虚加命门艾灸。

【疗程】

隔日治疗1次，每次留针30分钟。治疗3次，腰痛症状大有减轻，治疗5次，疼痛感随气候变化偶有加重，治疗10次，症状基本消失，两个月后，因体力劳动，腰部稍有不适，来针灸两次巩固治疗，余未有不适。

二、医案解读

本案患者为腰椎间盘突出症，主要症状为右侧腰痛，每遇劳累或气候变化，即可发作，磁共振示：L3、L4椎间盘突出，舌红，苔白腻，脉沉紧，属于中医学"腰痛"范畴，为寒湿凝滞型，以祛寒除湿，通络止痛为治疗原则。主穴：肾俞、腰阳关、阿是穴、委中。肾俞为足太阳膀胱经腧穴，腰为肾之府，针刺肾俞可壮腰益肾，强健筋骨；腰阳关为督脉腧穴，针刺腰阳关、阿是穴可疏通局部经脉、络脉，有祛寒除湿、舒筋活络、通经止痛的作用；委中为腰背足太阳经两分支在腘窝的汇合点，又是四总穴歌"腰背委中求"，可疏调腰背部经脉之气血。配穴：外感寒湿加灸大椎以温阳散寒；肾虚加灸命门可益肾壮腰；瘀血阻滞加膈俞可活血化瘀。本案例属寒湿凝滞型，故针刺诸穴可起到祛寒除湿，通络止痛之功效，使气血运行通畅，改善右侧腰部疼痛，使每遇劳累或气候变化右侧腰痛加重之症状得以改善，从而对腰椎间盘突出症起到治疗作用。

三、诊后絮语

腰椎间盘突出症，又名腰椎间盘纤维环破裂症，是骨科常见病之一，属于中医学"腰痛"范畴，本病易发生于 20～50 岁之间，尤以体力劳动的中年人多见。其病因病机多与感受外邪、跌仆损伤和劳欲太过等因素有关，导致经脉、经筋、络脉的不通和失荣可致腰痛。《古今医统·针灸直指·卷七》：委中穴主腰疼痛；《针灸大成·医案·卷九》：患腰痛之甚……遂以手指于肾俞穴行补泻之法，痛稍减，空心再与除湿行气之剂，一服而安；《丹溪心法》：腰痛，血滞于下，委中刺出血，仍灸肾俞、昆仑；《素问·脉要精微论》指出："腰者，肾之府，转摇不能，肾将惫矣。"《七松岩集·腰痛》指出："然痛有虚实之分，所谓虚者，是两肾之精神气血虚也，凡言虚证，皆两肾自病耳。所谓实者，非肾家自实，是两腰经络血脉之中，为风寒湿之所侵，闪肭挫气之所碍，腰内空腔之中，为湿痰瘀血凝滞不通而为痛，当依据脉证辨悉而分治之。"《三因极一病证方论·腰痛病论》："夫腰痛属肾虚，亦涉三因所致；在外则脏腑经络受邪，在内则忧思恐怒，以至房劳堕坠，皆能使痛。"本病的发生多由外伤、闪挫引起纤维环破裂，髓核冲破纤维环向侧后方膨出或突出，引起神经根、马尾神经的压迫症状。于局部取穴针刺，促使患部气血循行加快，以加速髓核中水分的吸收，减轻对神经根的压迫；远端取穴针刺，可以使椎间隙增宽，从而降低椎间盘内压力，使突出物回纳，同时扩大椎间孔和神经根管，减少突出物对神经根的压迫。其治疗原理并非将退变突出的椎间盘组织恢复原位，而是改变椎间盘组织与受压神经根的相对位置或部分回纳，减轻对神经根的压迫，松解神经根的粘连，消除神经根的炎症，从而缓解症状。治疗期间病人应卧硬板床休息，尽量减少活动，注意腰部保暖。经常卧床休息的患者，症状恢复较快，经常活动的患者，恢复慢，易复发。

◆ 第十八节　针刺配合推拿治疗腰棘间韧带损伤

一、典型验案

巩某某，男，40 岁，农民，2008 年 7 月就诊。

【主诉】

腰痛 10 余年，加重 2 周。

【病史】

患者于 10 年前不明原因出现腰部疼痛，时轻时重，在当地诊所就诊，给予口服中药，经用药后症状有所好转，每遇劳累后，症状反复发作。2 周前因干重体力农活，晨起后腰部疼痛较往日明显，持续不断，遂于当地医院就诊，诊断为腰棘间韧带损

国家中医药管理局厘定中国十大针灸流派

伤，经物理治疗及口服中药治疗后，症状未明显改善，影响正常活动，遂来求针灸治疗。

【检查】

腰部活动范围，腰 5、骶 1 椎棘间压痛明显，双下肢活动正常，"4"字试验阴性，直腿抬高试验阴性，下肢生理反射正常，病理反射未引出，X 线片示脊柱正直，腰部两侧肌肉紧张，舌紫暗，有瘀斑，脉涩。

【诊断】

西医诊断：腰棘间韧带损伤。

中医诊断：腰痛（瘀血腰痛）。

【治疗】

治法：活血化瘀，通络止痛。

取穴：委中。

操作：患者取卧位，用 28 号 2.0 寸毫针，直刺委中穴，然后施以提插、捻转泻法，使针感向腰部或下肢放射，留针 30 分钟。留针期间术者以双手在腰骶部捏拿椎棘间韧带，使局部软组织的挛急松弛；约 15 分钟后，用右手背和小鱼际部在腰骶部实施手法 10 分钟；最后双手握拳，在局部轻轻拍打 3 ～ 5 分钟，施术完毕。

【疗程】

每日治疗 1 次，每次留针 30 分钟，6 次为 1 疗程，疗程间隔1天。治疗1个疗程，腰痛症状大有减轻，治疗2个疗程，腰痛症状基本消失，已可正常活动，巩固治疗2个疗程，腰痛症状消失。1月后随访，重体力后，腰部稍有不适，余无特殊不适。

二、医案解读

本案患者为腰棘间韧带损伤，主要症状为腰部疼痛，时轻时重，每遇劳累后，症状反复发作，舌紫暗，有瘀斑，脉涩，属于中医学"腰痛"范畴，瘀血腰痛型，以活血化瘀，通络止痛为治疗原则。取穴：委中。委中属足太阳膀胱经之下合穴，具有舒筋通络、散瘀活血、清热解毒之功效，足太阳膀胱经循脊旁，而腰棘间韧带亦位于此，故针刺远端腧穴委中，可以缓解腰棘间韧带的挛急，体现了"经脉所过，主治所及"的循经取穴规律。临床观察发现，针刺委中穴后在腰部施手法推拿，病人疼痛明显减轻；若不施针，单施手法按摩，则病人疼痛较剧，难以忍受。目前已有研究证实，针刺委中穴，可以明显提高腰部痛阈，达到治疗腰棘间韧带损伤的作用。本案例属瘀血腰痛型，故针刺委中穴及配合推拿手法可起到活血化瘀，通络止痛之功效，有效缓解腰部疼痛，时轻时重，每遇劳累后，反复发作之症状，对腰棘间韧带损伤起到治疗作用。需要注意的是，针时当避开腘部动脉，可采用指压进针法，较为安全。手法推拿当忌粗暴，以防造成其他损伤。此外，做好各项辅助检查，以排除其他疾病。

三、诊后絮语

腰棘间韧带损伤，临床十分常见，腰痛长期不愈，以弯腰时明显，但在过伸时因挤压病变的棘间韧带，也可引起疼痛，部分病人痛可向骶部或臀部放射。《素问·刺腰痛》篇曰："足太阳脉令人腰痛，引项脊尻背如重状，刺其郄中太阳正经出血"；《席弘赋》云："委中专治腰间痛"；《灵光赋》云："五般腰痛委中安"。腰棘间韧带损伤病位在腰部，故选取循腰脊的足太阳膀胱经之下合穴委中以舒筋通络、散瘀活血止痛。其检查时在损伤韧带处棘突或棘间有压痛，但无红肿，有时可扪及棘上韧带在棘突上滑动。腰棘间韧带损伤有急、慢性之分，急性者多由于扭伤、外伤致韧带肌肉或其他软组织损伤、出血、肿胀等，直接或间接刺激腰骶神经，从而出现腰部疼痛，活动受限。如果治疗及时，则出血、肿胀可完全吸收、复原；若迁延日久，则可导致慢性劳损。另有少数患者虽无明显外伤史，但可能与所从事的职业有关，如长期埋头弯腰工作者，不注意定时改变姿势，脊柱因伤病不稳定，使棘上、棘间韧带经常处于紧张状态即可产生小的撕裂、出血及渗出。如伴有退行性变，则更易损伤。这种损伤性炎症刺激分布到韧带的腰神经后支的分支，即可发生腰痛。病程长者，韧带可因退变、坏死而钙化，棘上韧带与棘突连接部可因退变、破裂而从棘突上滑脱。此外，因暴力所致棘上、棘间韧带破裂，在伤后固定不良而形成较多瘢痕，也是慢性腰痛的原因。绝大多数可经非手术治疗治愈，但因脊柱未行固定，受伤的韧带无法制动，故不易短期内治愈。出现症状后应尽可能避免弯腰动作，以增加修复条件。

✧ 第十九节　针刺治疗急性腰扭伤

一、典型验案

杨某，男，32岁，职工，2006年12月就诊。

【主诉】

左侧腰部疼痛半天，加重1小时。

【病史】

患者今日上午搬家抬重物起身时，突然出现左侧腰痛，疼痛剧烈，不能直立，弯腰疼痛加重，活动受限，服用腰痛宁胶囊，卧床休息未明显缓解，1小时前因下床时体位变换，疼痛加重，呼吸或咳嗽时加剧，经家属搀扶，遂来求针灸治疗。

【检查】

左侧腰部局部肌肉紧张、压痛及牵引痛明显，骶棘肌痉挛，局部皮色青紫，肿胀，舌淡，苔薄白，脉弦紧。

【诊断】

西医诊断：急性腰扭伤。

中医诊断：腰痛（气血阻滞）。

【治疗】

治法：祛瘀消肿，舒筋通络。

取穴：阿是穴、扭伤穴、水沟穴。

操作：扭伤穴：取坐位，在前臂桡侧线，屈肘或 90°角肘横纹外侧下 3 寸是穴，左右两穴。定位后，皮肤常规消毒，用 32 号 1.5 寸毫针，直刺进针 1.2 寸，针感麻、酸至腕部或手指。当捻针时，请病人活动腰部，到腰痛减轻或止痛时起针；水沟穴：取仰靠位，选用 26 号 1.0 寸毫针，在人中沟上 1/3、下 2/3 交界处取穴。定位后，皮肤常规消毒左手拇、食指，将人中沟中央近鼻孔处捏起，右手持针向上斜刺 0.3 ~ 0.5 寸，强刺激，以胀痛为度，留针 15 分钟左右，其间捻转 2 ~ 3 次，并嘱患者反复旋转活动腰部及做下蹲动作，以疏通患部受阻滞的气血，直至患者感到腰部疼痛减轻及腰部活动症状改善后起针。

【疗程】

每日治疗 1 次，每次留针 15 分钟。治疗 1 次，腰痛症状大有减轻，可自行变换体位，呼吸或咳嗽时疼痛症状不加重，次日治疗 1 次，疼痛症状消失，活动自如，无有不适。

二、医案解读

本案患者为左侧急性腰扭伤，主要症状为左侧腰部疼痛剧烈，不能直立，弯腰疼痛加重，活动受限，呼吸或咳嗽时疼痛加剧，舌淡，苔薄白，脉弦紧，属于中医学"腰痛"范畴，气血阻滞型，以祛瘀消肿，舒筋通络为治疗原则。取穴：阿是穴、扭伤穴、水沟穴。阿是穴为局部取穴，可疏通局部经脉、络脉，有通经止痛的作用；扭伤穴，属于经外奇穴，为远端取穴，位于大肠经"上廉"穴之外侧，《常用新医疗手册》云："扭伤取法，稍屈肘，半握拳，掌心向内，阳池与曲池穴连线的上 1/4 与下 3/4 交界处"，扭伤穴虽然没有列入十四经腧穴系统，但其所在的部位没有离开手三阳经络部分的领域，而督脉和手足六阳经相交会，根据经气相求，针刺扭伤穴亦可治疗手足六阳经循行所过部位疾患；水沟穴属于督脉，又为督脉与手足阳明之会，除醒神开窍，清热息风之功效外，亦是治疗急性腰扭伤的特效穴。腰部系足太阳经和督脉所过之处，故督脉和足太阳经所系之症取扭伤穴和水沟穴可疏通经络，散除局部的气血壅滞，同时体现"经脉所过，主治所及"之取穴规律。本案例属气血阻滞型，故针刺诸穴可起到祛瘀消肿，舒筋通络之功效，改善左侧腰部疼痛剧烈，弯腰疼痛加重，活动受限，呼吸或咳嗽时疼痛加剧之症状，从而对急性腰扭伤起到治疗作用。

三、诊后絮语

急性腰扭伤是临床上较为常见的一种腰部急性损伤，多以骶棘肌及腰背筋膜附着处损伤为主，常因腰部肌肉、筋膜、韧带等软组织因外力作用突然受到过度牵拉而引起的急性撕裂伤，常发生于搬抬重物、腰部肌肉强力收缩时，以局部疼痛伴有活动受限，不能挺直，俯、仰、扭转感觉困难，咳嗽、喷嚏、大小便时可使疼痛加剧为临床主要特征。《针灸聚英·肘后歌》言："打扑伤损破伤风，先于痛处下针攻。"《素问·刺腰痛论》："衡络之脉令人腰痛，不可以俯仰，仰则恐仆，得之举重伤腰，衡络绝，恶血归之。"急性腰扭伤多为关节伤筋，属经筋病，"在筋守筋"，故治疗当以扭伤局部取穴为主。急性腰扭伤多伴有小关节紊乱，因此针刺扭伤穴、水沟穴，在捻针刺激同时进行腰部活动，如果单纯刺激腰而不活动或活动不得法效果不佳，反之，针刺同时配合腰部顺或逆时针方向之缓慢旋转及下蹲，疗效较为理想。

《景岳全书·腰痛》："凡积而渐至者皆不足；暴痛甚者多有余；内伤禀弱者皆不足；外感邪实者多有余。"急性腰扭伤多系气滞血瘀，痹阻腰络而发，不通则痛。根据"越近越近，越远越远"之古训，历来多选用远端取穴疏通经络，宜通气血，达到通则不痛之功效，临床上除扭伤穴、水沟穴外，还有后溪穴、腰痛穴、阳陵泉穴、委中等穴。但就单穴治病角度而言，其治疗急性腰扭伤的疗效不及扭伤穴和水沟穴，这不仅因为扭伤穴、水沟穴取穴简便精炼，重要的是上述两穴还具有见效迅速，疗效奇特而持久的特点。

✦ 第二十节　针刺治疗坐骨神经痛

一、典型验案

刘某某，女，33 岁，职员，2005 年 4 月就诊。

【主诉】

右侧下肢放射性疼痛半年，加重３天。

【病史】

患者于半年前因重体力劳动后，出现右下肢不适，次日晨起后即感右下肢触电样疼痛，放射至足踝部，经用药后无明显好转，每遇劳累则症状加重。经某医院检查诊断为坐骨神经痛。建议打封闭治疗。患者坚持保守治疗，经他人介绍，遂来求针灸治疗。

【检查】

痛苦病容，腰部压痛明显，直腿抬高试验阳性，沿坐骨神经通路的压痛则较轻，颏胸试验阳性，压颈静脉试验加剧下肢疼痛，"4"字试验阳性，舌淡，苔腻，脉沉紧。

【诊断】

西医诊断：右侧坐骨神经痛。

中医诊断：腰腿痛（寒湿阻滞）。

【治疗】

治法：散寒除湿，通络止痛。

取穴：上肢：肩髃、曲池、合谷。

下肢：环跳、髀关、足三里、解溪。

操作：采用针刺法治疗。充分暴露施术部位，选用 28 号 1.0 ～ 3.0 寸毫针，上述穴位按照常规操作泻法。以腰腿部足太阳、足少阳经产生向下放射感为度，不宜多次重复。

【疗程】

前3次连续治疗，后期隔日治疗1次，每次留针30分钟。治疗前3次后，触电样疼痛有所减轻，但仍有放射至足踝部症状，继续治疗10次，触电样疼痛明显减轻，功能活动有所恢复，放射至足踝部症状好转，巩固治疗3次，症状消失。

二、医案解读

本案患者为右侧坐骨神经痛，主要症状为右下肢触电样疼痛，放射至足踝部，每遇劳累则症状加重，舌淡，苔腻，脉沉紧，属于中医学"腰腿痛"范畴，寒湿阻滞型，以散寒除湿，通络止痛为治疗原则。取穴：上肢：肩髃、曲池、合谷；下肢：环跳、髀关、足三里、解溪。肩髃、曲池、合谷属手阳明经腧穴，为远端取穴，也遵循上下取穴的原则，亦是"病在下者，高取之"的体现，同时充分体现了同名经经气相求的原理，可治疗足阳明经循行部位病变，起到疏通经脉，通络止痛的功效，行以常规针刺泻法；环跳属足少阳经腧穴，具有祛风化湿，强健腰膝之功效，针刺环跳穴能疏通足三阳经之气血，治疗三经所过之病变，使之达到通而不痛；髀关、足三里、解溪均为足阳明经穴，足阳明经为多气多血之经，故可通经活络、行气导滞止痛，针刺时以产生向下放射感为宜。本案例属寒湿阻滞型，故诸穴配合可起到散寒除湿，通络止痛之功效，改善右下肢触电样放射至足踝部疼痛之症状，从而对坐骨神经痛起到治疗作用。

三、诊后絮语

坐骨神经痛是临床常见病、多发病之一，指多种病因所致的沿坐骨神经通路的病损，以腰、臀、大腿后侧、小腿后外侧及足外侧疼痛为主要症状的综合征，绝大多数病例是继发于坐骨神经局部及周围结构的病变对坐骨神经的刺激压迫与损害，称为继发坐骨神经痛；少数系原发性，即坐骨神经炎，是各种原因引起坐骨神经受压而出现的炎性病变。通常分为根性坐骨神经痛和干性坐骨神经痛两种，临床上以根性坐骨神经痛多见。属于中医学"坐臀风""腿股风""腰腿痛"范畴。《灵枢·经脉》中有"脊痛，腰似折，髀不可以屈，腘如结，腨如裂"的记载；《素问·气交变大论》记载："腰股痛发，腘腨股膝不便，烦冤，足痿"；《太平圣惠方》卷四十四指出："夫腰胯疼痛者，由气血肤腠虚疏而受风冷故也。"此外，《寿世保元·腰痛》更指出："肾经虚损，腰腿遗身疼痛。"本病多因感受风寒湿邪，闭阻经脉，气血运行不畅；或跌仆损伤，以致经络受损，气血阻滞，不通则痛。以腰、臀、大腿后侧、小腿后外侧及足外侧的放射样、电击样、烧灼样疼痛为主症，主要属足太阳、足少阳经脉和经筋病症。直接针刺神经干则是通过神经反射途径和神经体液作用，促使周围神经病变向顺态方向转变而达到治疗效果。《景岳全书》载："痹者，闭也，以气血为邪所闭，不得通行而痛也。"针灸通过刺激特定穴位，激发经气，调整阴阳，运行气血，扶正祛邪，从而达到气至病所，使经络功能得以恢复，痛证得以缓减或消除。

❖ 第二十一节　针刺治疗股外侧皮神经炎

一、典型验案

李某，女，42 岁，公务员。1983 年 8 月 1 日就诊。

【主诉】

双侧大腿外侧出现痒麻感 1 个月。

【病史】

1 个月前因在大量出汗后游泳，而出现大腿外侧有痒麻感，如虫行之感，面积有鹅卵大小，卧床休息时刺痛尤甚，行走及劳累后麻木加重，曾服中药未效。近来自觉症状有所加重，故来我门诊就诊。

【检查】

局部皮肤无异常改变，外观正常，各关节无红肿，功能活动正常，触之不痛，约 8cm×6cm 范围痛感觉迟钝，生理反射存在，病理反射未引出。舌质淡，苔薄白，脉紧。

【诊断】

西医诊断：股外侧皮神经炎。

中医诊断：皮痹（寒湿痹阻）。

【治疗】

治法：祛湿散寒通络。

取穴：病变局部。

操作：先确定感觉迟钝区的面积及范围，用75%的酒精消毒后，选用28号，0.5寸毫针，在局部将针迅速刺入皮下，针入0.1寸左右，然后将针迅速拔出，可在病变周围反复施刺，使其少许出血，针后用脱脂棉球擦净即可。

【疗程】

首诊治疗后，当即好转，麻痒感明显减轻，行走及卧床时未见加重，次日又治疗1次后痊愈，麻痒感消失，随访未复发。

二、医案解读

本案患者双侧大腿外侧出现痒麻感，面积如鹅卵大小，局部皮肤外观无异常改变，可诊断为皮痹。该患者平素易感冒，常大量汗出，夏季尤甚，为营卫虚弱、腠理疏松之象，患者于出汗后游泳，腠理开泄而时感受寒湿，导致寒湿痹阻，络脉空虚，气血不能荣于肌肤，使肌肤失于濡养而发为本病。患者有明显的外感史，且舌质淡，苔薄白，脉紧，故辨证为寒湿痹阻，在治疗上当以祛湿散寒通络为主要原则。患者病情表浅，病位在皮部，故本案中使用的针法为半刺、毛刺法范畴，即刺入很浅，并很快拔针，不伤肌肉，如拔毛状，可治疗病邪在皮肤的病症。根据患者病变在局部，故取局部阿是穴，治疗上能够起到祛湿散寒，调和营卫，行气活血，通经活络的作用。并且患者素体营卫虚弱且病邪在表，治疗需中病即止，切忌过度治疗，避免损伤正气，故治疗2次病情痊愈后，未继续治疗，随访时也未见病情反复。另外，在治疗过程中，嘱患者注意保暖，预防风寒湿邪的再次侵犯，在治疗期间不宜大运动量活动，避免大量汗出，防止病情的反复发生。

三、诊后絮语

本病相当于中医学的"皮痹""浮痹""肌痹"范畴。《灵枢·寿天刚柔》："寒痹之为病也，留而不去，时痛而皮不仁。"《金匮要略》："荣气虚，卫气实，风寒入于肌肉，使血气行不宣流。"《张氏医通》卷六："皮痹者即寒痹也，邪在皮毛，瘾疹风疮，搔之不痛，初起皮中如虫行状。"由此可见，本病的病机为营卫气虚，股外侧皮神经炎是由于股外侧皮神经受损而产生的大腿前外侧皮肤感觉异常及疼痛的综合征。本病以中年男性为多见，发病过程缓慢渐进，由于股外侧皮神经是从腰丛发出的脊神经，为感觉神经，分布于股外侧，因此病人自觉大腿前外侧皮肤呈针刺样疼痛，同时伴有异常感觉，如蚁走感、烧灼感、寒凉感、麻木感等。开始发病时疼痛呈间断性，逐渐变为持续性，有时疼痛可十分剧烈。衣服摩擦、动作用力、站立或行走时间过长都可使感觉异常加重。查体时大腿前外侧皮肤的感觉、痛觉和温度觉减退甚至消失，有的伴有皮肤萎缩，但肌肉无萎缩，腱反射正常存在，也无运动障碍。只要是股外侧皮神经的任何一段受到损伤均可引起本病，如脊椎增生性骨关节病、强直性脊柱炎，腰椎间盘病变可压迫刺激该神经引起本病。

针灸治疗股外侧皮神经炎具有非常好的疗效，明·杨继洲曰："百病所起，皆起于荣卫，然后淫于皮肉筋脉，是以刺法中但举荣卫，盖荣卫逆顺，则皮骨肉筋之治在其中矣。"由于"卫气先行皮肤，先充络脉"，所以可以应用浅刺针法以"刺卫出气"，激发人体经气，疏通经络，调和气血，驱除病邪，可使浅表毛细血管舒张，改善末梢神经的血液供应，增强和促进组织代谢，进而促进神经细胞代谢机制的恢复。在病变的局部进行重点刺激，可以使局部出血，有利于炎症渗出的吸收以及局部神经感觉的恢复。临床上除了运用毫针反复浅刺之外，梅花针、火针等治疗本病也十分常见，虽使用的针具有所不同，但其治疗机理有异曲同工之处。

◆ 第二十二节　针刺治疗五痹

一、典型验案

1. 案 1

陈某，男，39 岁。1986 年 9 月 4 日初诊。

【主诉】

左大腿外侧有痒麻感 2 个月，加重 3 天。

【病史】

患者 2 个月前因汗出后淋雨而出现左大腿外侧有痒麻感，如虫行之状，面积有鹅卵大，曾服中药未效。3 天前游泳后加重，瘙痒明显，面积较前扩大。

【检查】

局部皮肤无异常改变，触之不痛，约 9cm×12cm 范围痛感迟钝，生理反射正常，病理反射未引出。舌质淡红、苔薄白，脉沉紧。

【诊断】

西医诊断：神经性皮炎。

中医诊断：皮痹（寒湿痹阻）。

【治疗】

治法：祛湿散寒通络。

取穴：局部阿是穴为主。

操作：先确定感觉迟钝区的面积及范围，用 75% 的酒精消毒后，选用 28 号，0.5 寸毫针，在局部将针迅速刺入皮下，针入0.1 寸左右，然后将针迅速拔出，可在病变周围反复施刺，使患者出现灼热感，皮肤泛红，少量出血，针后用脱脂棉球擦净即可。

【疗程】

首诊治疗后，当即好转，麻痒感减轻，次日治疗 1 次后明显改善，蚁行感消失，连续治疗第 3 日后痊愈，麻痒感消失，随访未复发。

2. 案 2

兰某，男，37 岁。1984 年 3 月 12 日初诊。

【主诉】

右下肢麻痛 1 个月。

【病史】

1 月前下水劳动后出现右下肢麻木、疼痛，肢端发凉，行走时疼剧，入夜尤甚，休息时略可减轻。曾在某医院诊断为血栓闭塞性脉管炎（早期），口服药物未见好转。

【检查】

面色晦暗，表情痛苦，右下肢皮肤苍白，触之发凉，足背部压痛明显，生理反射存在，病理反射未引出。舌质暗，苔薄白，脉沉紧。

【诊断】

西医诊断：血栓闭塞性脉管炎。

中医诊断：脉痹（寒湿痹阻）。

【治疗】

治法：散寒祛湿，活血止痛。

取穴：取阿是穴。

操作：治取足背压痛点附近，常规消毒后，以 0.5 寸毫针散刺，尽量取脉络明显处，以豹纹刺法，刺其点滴出血为度。

【疗程】

治疗隔日 1 次，3 次为 1 个疗程。1 疗程后症状好转，冷麻感消失，肤色双侧对比基本正常，但下肢遇寒时疼痛仍有复发，疼痛可以忍受。又针刺 2 个疗程后诸证消失，临床治愈，2 年来随访 3 次未见复发。

3. 案 3

刘某，男，42 岁。1984 年 7 月 13 日初诊。

【主诉】

手腕疼痛 3 个月。

【病史】

3 个月前打球时不甚挫伤右腕部，不敢活动，曾予外用药物治疗未见明显好转，近 1 个月疼痛加剧。

【检查】

右桡骨茎突部压痛较剧，且向手部放散，拇指运动乏力，握物困难。舌质暗，有瘀点，脉弦紧。X 线检查未见异常。

【诊断】

西医诊断：桡骨茎突部狭窄性腱鞘炎。

中医诊断：筋痹（瘀血痹阻）。

【治疗】

治法：活血化瘀，舒筋通络。

取穴：取阿是穴、阳溪、列缺。

操作：充分暴露局部皮肤，常规消毒后，以关刺法针刺阿是穴、阳溪、列缺，手法宜泻。

【疗程】

治疗每日1次，5次为1个疗程。1疗程后症状好转，腕部疼痛减轻，可略微活动。休息2天后，又连续治疗2个疗程，明显好转，仅剧烈活动或提重物时出现疼痛。又坚持治疗1个疗程后痊愈。

4. 案4

刘某，男，50岁。1985年9月4日初诊。

【主诉】

小腿后侧肌肉疼痛半月余。

【病史】

半月前坐车受寒后，自觉双下肢小腿肌肉酸痛，渐觉肌肉出现痉挛疼痛，不敢行走，坐卧时略可缓解，经推拿、外敷伤湿止痛膏始终未见明显好转。

【检查】

双下肢粗细相同，肤色正常，皮肤触之凉感，无功能活动障碍。承山穴附近压痛较敏感。生理反射正常，病理反射未引出。舌淡，苔白，脉弦紧。

【诊断】

西医诊断：风湿性关节炎

中医诊断：肌痹（寒湿痹阻）。

【治疗】

治法：散寒止痛，舒筋活络。

取穴：承山穴为主。

操作：暴露局部，常规消毒，以合谷刺法直刺其穴，左右两旁以 30° 角斜刺，刺入 1.5 寸左右。

【疗程】

治疗每日 1 次，5 次为 1 个疗程，疗程间休息 2 天。针刺 1 个疗程后症状明显缓解，无痉挛现象出现，行走时出现疼痛。又治疗 1 个疗程后，疼痛消失，行动自如。

5. 案 5

李某，女，32 岁。1988 年 1 月 21 日初诊。

【主诉】

左胁肋部疼痛半年。

【病史】

半年前无明显原因出现左胁下部疼痛，固定不移，曾在当地医院检查，诊断为"肋软骨炎"。口服活血、止痛药物未见好转，且日渐加重。

【检查】

面色润泽，巩膜无黄染，左肋下近章门穴处压痛明显，局部略有隆起、肿胀，深呼吸及举臂活动时疼痛加剧，舌质暗，苔薄白，脉细数。

【诊断】

西医诊断：肋软骨炎。

中医诊断：骨痹（络脉瘀阻）。

【治疗】

治法：散瘀通络。

取穴：取局部阿是穴。

操作：以输刺法刺阿是穴时针尖直达肋软骨端，施捻转泻法5次后退针，另取其他病变处治疗。

【疗程】

治疗每日1次，5次为1个疗程。1疗程后症状好转，疼痛及肿胀明显减轻，又坚持治疗1个疗程，疼痛消失，呼吸及举臂活动也未出现疼痛，病情痊愈。

二、医案解读

病案1患者左大腿外侧麻痒感，略微发凉，可诊断为皮痹。该患者于出汗后淋雨，腠理开而感受风寒湿邪，导致风寒湿邪气痹阻，络脉空虚，使肌肤失于濡养而发为本病。患者有明显的外感史，且舌质淡，苔薄白，脉紧，3天前游泳时复感寒湿之邪故病情加重，所以可辨证为寒湿痹阻，在治疗上当以祛湿散寒通络为主要原则，佐以行气活血。患者病情表浅，病位在皮部，故本案中使用的针法为半刺、毛刺法范畴，即刺入很浅，并很快拔针，不伤肌肉，如拔毛状，可治疗病邪在皮肤的病症。根据患者病变在局部，故取局部阿是穴，治疗上能够起到祛湿散寒，调和营卫，行气活血，通经活络的作用。本案患者前后两次感受寒湿之邪，但病邪仍在表，治疗需中病即止，切忌过度治疗，避免损伤正气。治疗过程中观察患者病情变化，未见病邪入里或邪气留恋之象，故与治疗3次病情痊愈后，未继续治疗，随访时也未见病情反复。另外，在治疗过程中，嘱患者注意保暖，预防风寒湿邪的再次侵犯，在治疗期间不宜大运动量活动，避免大量汗出，防止病情反复。

病案2中患者右下肢麻木、疼痛，伴肢端发凉，行走时疼痛加剧，入夜尤甚，故中医诊断为脉痹。患者1月前因在下水劳后作而出现上述症状，为感受寒湿所致，右下肢皮肤苍白，皮温低于其他部位，足背部有明显压痛，病变部位为趺阳脉，且患者舌质暗，苔薄白，脉沉紧，所以辨证为寒湿痹阻。当以散寒祛湿，祛瘀通络为主要治疗大法。患者病变在局部，故取局部阿是穴，以足背压痛点及趺阳脉搏动附近为主，尽取脉络明显处，以豹纹刺法，多针散刺，刺其络脉点滴出血为度，使瘀血得以排出，以祛湿散寒止痛，祛瘀活血通络。治疗期嘱患者注意休息，加强保暖，忌冒雨涉水，适当体育锻炼，不可久立、久行及过度体力劳作，避免病情加重。患者痊愈后，嘱患者下水劳作时做好防护措施，必要时需更换工种，患者依从性佳，2年间随访3次未见复发。

病案3中患者右臂桡骨茎突部压痛较剧，且向手部放散，拇指运动乏力，握物困难，中医诊断为筋痹。患者3个月前出现明显的外伤史，且舌象暗有瘀点，辨证为瘀血痹阻。治疗上以活血化瘀，舒筋活络为主。患者病变在经筋，筋会于关节，故本案的治疗采取关刺法，该种刺法是取筋腱关节附近的穴位，以治筋痹。患者病位在局部，故取阿是穴；阳溪穴位于腕关节处，具有通经活络，舒筋利节，消肿止痛的功效，本案患者手腕处经络阻滞、气血运行不畅，故取阳溪穴；列缺穴也位于腕部，具有通经活络之效，可治疗手腕疼痛故取此穴。腕关节周围动脉血管丰富，且有关节囊等组织，应当注意刺激强度。患者有明显的外伤史，为瘀血阻络之实证，故针用泻法。本案患者受伤时间达3个月，初始治疗时切忌暴力，1疗程后症状好转，继续巩固治疗，针刺时根据患者反应及手下针感增加进针深度，继续治疗3个疗程，患者痊愈。

病案4患者小腿后侧肌肉疼痛，故中医诊断为肌痹。该患在坐车时感受寒湿之邪，寒性收引凝滞，湿邪重着黏滞，寒湿痹阻经络导致患者肌肉拘挛酸痛难以缓解而发为本病，故辨证为寒湿痹阻。治疗上以散寒止痛，舒筋活络为主。本案疾病的治疗运用合谷刺法针刺承山穴，承山穴位于小腿后面正中，委中穴与昆仑穴之间，为治疗小腿痉挛的重要穴位。其解剖结构由外到内分别为皮肤、皮下组织、腓肠肌、比目鱼肌，本案患者病变部位在小腿，承山穴部位肌肉丰厚，在此穴合刺以治疗，合攻肌肉之痹通。针刺1个疗程后症状明显缓解，为了避免合谷刺三针对肌肉造成过强的刺激而使肌肉再度痉挛，故改合谷刺为单针直刺，且注意避免手法的强刺激，又治疗1个疗程后患者痊愈。

病案5中患者左胁肋部疼痛，查体局部略肿胀，呼吸及举臂时加重，中医诊断为骨痹，西医诊断为肋软骨炎。患者病变在局部，疼痛位置固定不移，且患者舌质暗，苔薄白，脉细数，故辨证为络脉瘀阻，当以局部散瘀通络为主要治疗法则。本案运用输刺法针刺阿是穴治疗骨痹。定位患者局部略有隆起、肿胀处，以直刺进针，深刺至骨，在骨膜上反复摩擦，针下若有穿透肿胀筋膜的感觉时需退针，取针时需直出针。针刺捻转时幅度需小，防止进入肋间隙而损伤脏器。治疗期间嘱患者注意休息，减少上肢活动及做提、拎、拉、推等动作，避免刺激肋骨而使炎症加重。针刺 1 个疗程后患者疼痛及肿胀明显减轻，又在此追问患者，举臂及拎重物时会出现剧烈疼痛，故又针刺 1 个疗程，详细询问患者症状，手臂活动及拎重物未出现疼痛，病情痊愈，故结束治疗。

三、诊后絮语

"五刺"法源于《灵枢·官针》，包括半刺、豹纹刺、关刺、合谷刺、输刺。半刺治疗皮痹：《灵枢·官针》曰："半刺者，浅内而疾发针，无针伤肉，如拔毛状，以取皮气，此肺之应也。"在临床实践中应用"五刺"法治疗五种不同的痹证疗效颇著，五痹分别为皮痹、脉痹、筋痹、肌痹、骨痹，五痹的诊断应注意病因病史的追问，治疗上应以祛邪通络为治疗大法，所以施术者加强对经典原文的理解，提高针刺的技术，是治疗五痹的关键之所在。

半刺，"半"指浅而言，该种刺法要求进针时要轻、浅、快，疾入疾出针。《灵枢·官针》："半刺者，浅内而急发针，无针伤肉，如拔毛状，以取皮气。"临床应用时，一般取 0.5 寸毫针，将针迅速刺入皮下，针身约进入 0.1 寸左右，然后快速将针拔出。可在同一点或病变的周围反复施刺，故较多用于皮肤痛麻之症，如皮神经炎等。由于肺主皮毛，半刺法还可宣泄肌表邪气以宣通肺气，治疗肺系表证。豹纹刺治疗脉痹：《灵枢·官针》曰："豹纹刺者，左右前后针之，中脉为故，以取经络之血者，此心之应也。"该种刺法是以所刺穴位为中心，在其周围多针散刺，刺时要使针入于络脉，出针后而见血，无需棉球按压，多用于治疗瘀血阻络或红肿热痛等病症。因刺后出血点多如斑斓的豹皮，故称豹纹刺法。临床多用于治疗静脉炎、脉管炎等症。应用该种刺法时应注意皮肤严格消毒，防止感染。关刺可用于治疗筋痹：《灵枢·官针》曰："关刺者，直刺左右尽筋上，以取筋痹，甚无出血，此肝之应也。"由于筋会于节，故该种刺法是取筋腱关节附近的穴位，以治筋痹。应注意进针要达到一定的深度，也可采用透刺方法。由于进针较深，关节周围动脉丰富，且有关节囊等组织，应当注意刺激强度。合谷刺治疗肌痹：《灵枢·官针》曰："合谷刺者，左右鸡足，针于分肉之间，以取肌痹，此脾之应也。"据《太素·卷二十二》杨上善注："刺身，左右分肉之间，痏如鸡足之迹，以合分肉间之气，故曰合刺也。"合刺义为三向刺入，合攻肌肉痹痛之症。应用时取三根毫针，直刺一支，另二支交叉刺入，三支如鸡足形成之状，故近人有称鸡足刺者，多用于肌肉较丰厚之处。输刺治疗骨痹：《灵枢·官针》曰："输刺者，直入直出，深内至骨，以取骨痹，此肾之应也。"此种刺法是以直刺进针，深刺至骨，直出拔针，以治骨痹的一种方法。临床多用于类风湿关节炎、肋软骨炎、骨质增生等症。

◆ 第二十三节　芒针减肥

一、典型验案

于某，女，31岁。2001年8月13日就诊。

【主诉】

自我感觉过于肥胖，并伴有全身不适8个月。

【病史】

8个月来经常感觉身体困重，精神疲惫，食欲不佳，8个月前曾因腿部摔伤，入院治疗，治疗及恢复期，卧床3个月。在这期间体重明显增加，原来体重一直保持在55kg左右，待卧床休养至腰伤痊愈后，体重一度增至70kg，时感心烦胁痛，身重困倦，食欲不振，伴有便秘，经常感觉有气在腹内郁结不去，腹胀喜按，按揉后打嗝连连，打嗝后稍轻松，但不久仍感腹胀，曾服中药及保健品等调理均效果不佳。

【检查】

体重68kg，面白无华，舌质淡苔腻，脉濡滑。其他理化检查均正常。

【诊断】

西医诊断：肥胖症。

中医诊断：肥胖（脾胃湿困）。

【治疗】

治法：祛湿降脂减肥。

取穴：以肩髃、曲池、梁丘、髀关、梁门、归来穴为主。

操作：暴露局部腧穴部位皮肤，常规消毒后，选用 28 号粗细的芒针，针身长度为 1～2 尺。取穴为肩髃透曲池、梁丘透髀关，梁门透归来。操作时首先局部皮肤消毒，右手持针，使针尖抵触穴位，然后左手配合，利用指力和腕力，压捻结合刺入表皮，进针深度应适宜，捻转幅度在 180°～360° 之间。针感宜强，必须达到酸胀感觉。留针 30 分钟。针刺后点按中脘、曲池、气海、天枢穴，每穴 2 次。

【疗程】

按上述综合疗法治疗 6 天为 1 个疗程，疗程间休息 1 天。治疗 1 个疗程后，体重减少 5kg，其他症状都有一定程度的改善，但出现睡眠不佳的症状，遂针灸治疗时多加四神聪、神门，采用补法。

二、医案解读

中医学有"肥人多湿""胖人多痰"的理论。本案中患者由于病后卧床而导致体重的增加，同时出现了心烦胁痛，身重困倦，食欲不振，伴有便秘等脾虚湿困、肝气郁结的典型症状，因此中医辨证为脾胃湿困，肝郁气滞。本案采取芒针治疗，芒针形如麦芒，和普通毫针相比具有取穴少、进针深、得气快，针感强的优点，针刺时直达病所，以起到降脂减肥，化湿祛瘀的治疗作用。取穴为肩髃透曲池、梁丘透髀关，梁门透归来，在此基础上可配合点按中脘、曲池、气海、天枢穴，中脘穴为局部取穴，且为调理脾胃，健脾除湿的要穴，能起到抑制食欲的作用，使患者有饱食感。取腹部脾经与胃经的穴位是调整饮食中枢，促进脂肪分解。下肢循足阳明胃经取穴，一方面起到腿部的塑形作用，一方面和胃祛痰，调整胃肠消化和吸收功能。在针灸治疗的同时，针对各种明显的症状，健脾助阳、理气利水，以加强针灸的疗效。

三、诊后絮语

肥胖分为单纯性肥胖与继发性肥胖。所谓单纯性肥胖主要是体质性肥胖与获得性肥胖；继发性肥胖是由于神经—内分泌或代谢失常所引起的肥胖，如垂体、间脑疾病引起的肥胖，皮质醇性肥胖等。近年来，从各地调查研究的情况看，中老年人肥胖者明显偏多，而中老年人中又以女性为多。西医学认为，交感神经的兴奋常可抑制食欲，抑制迷走神经的兴奋，使胰岛素的分泌减少，而加强了胰高血糖素的分泌，故食欲可以减退。通过临床观察，我们也发现通过针灸治疗后，病人多出现食欲减退现象，还有许多病人也有咽干口燥的表现，这可能与交感神经的兴奋有关。

人体在正常生理情况下，体重是经常变化的。对大多数人来说，体重主要与年龄和身高关系最密切。体重有一定的标准，并且因人的高矮、体型、年龄及性别而有所不同。随着人们生活水平的提高，人们对美的追求也日益迫切，许多女性都希望通过绿色而健康的方法保持苗条的身材。当然由于体重的增加，各种疾病的患病率也随着增高，如糖尿病、心脑血管疾病、骨关节疾病、肝胆疾病等，因此减肥不仅是一个保健美体的过程，更重要的是一个预防和治疗疾病的过程。

治疗过程中还配合采用 TMH 综合减肥法，即中药、针灸、腹部推拿配合低频磁疗仪治疗。腹部推拿：在腹部脂肪沉积处进行按揉 5 分钟；用轻手法点按中脘、天枢、气海、关元、足三里、血海、三阴交等穴位，每穴 2 分钟；在脂肪较多的地方局部做拿法 3～5 分钟；最后在腹部行拍法 5 分钟，至局部微微发红为度。中药：木香，陈皮，茯苓，泽泻，玉竹，女贞子，菟丝子，番泻叶，牡丹皮，焦三仙，白术共为细末，辨证加减运用。低频磁疗仪：用 DC-4 型低频磁疗仪，接低频强度 50 档，将治疗接触器，放置在腹部的脂肪沉积处，治疗大约 20 分钟。

◆ 第二十四节　五脏俞点刺放血治疗痤疮

一、典型验案

吴某，男，18 岁，学生。1989 年 3 月 8 日初诊。

【主诉】

颜面部出现痤疮1年。

【病史】

1年前春季始发痤疮，颜面部为多，背部偶见，痒痛不适，时有感染。曾外涂肤轻松软膏，并擦抹过市售"粉刺霜"等均无效。遂由于心理压力过大，出现失眠、精神不振，容易疲惫等症状。经人介绍来我院就诊，寻求针灸治疗。

【检查】

颜面部有较密集分布的大小不等的红色丘疹，小者如粟粒，大者如黄豆。其大者上有脓疱，或黑白头粉刺。破出时有白粉汁，疼痛，伴口干渴、大便秘结，舌红苔薄黄，脉滑。

【诊断】

西医诊断：痤疮。

中医病名：痤疮（风热袭肺）。

【治疗】

治法：调和气血，疏泄脏腑。

取穴：选用背部足太膀胱经第一侧线上的心俞、肺俞、肝俞、脾俞、肾俞。

操作：每次使用其中2～3穴，以上诸穴轮流使用。先在所用腧穴周围挤按，使血液瘀积，继则常规消毒，然后以三棱针快速刺入，出针后挤出瘀血数滴，以消毒干棉球揩净后，按压针孔片刻。

【疗程】

治疗隔日1次，6次为1疗程，疗程间可休息2～3天。采用上述方法治疗，第1疗程结束时，粉刺已基本萎缩，无新生者。第2个疗程结束时，原疹已全部消退，面部光润，临床治愈。1年后随访，再无痤疮出现。

二、医案解读

该患者于青春期发为痤疮，发病不仅痒痛不适，且有碍美观，患者每感痛苦，心理压力过大不仅使病情加重且出现失眠、精神不振等症。患者面部出现密集分布的大小不等的红色丘疹，其大者上有脓疮，或黑白头粉刺，伴口干渴、大便秘结，且舌红苔薄黄，脉滑，故辨证为风热袭肺。本案采用点刺放血治疗本病，取穴为五脏背俞穴，即心俞、脾俞、肺俞、肝俞，以调和气血，疏泄脏腑邪热。每次取2或3穴，各腧穴轮流选用，可侧重多选肺俞穴，肾俞穴和脾腧穴尽量少选，避免使脾气和肾气受损。治疗期间要求患者注意个人卫生，每日用温热水洗脸2次，使用中性或偏碱性的香皂或洗面奶，去掉皮肤表面的过多油质，清除毛孔内堵塞物，使皮脂正常排出。禁止捏挤、搔抓患部，以免引起感染发炎，遗留瘢痕，忌食肥甘、辛辣、海鲜，多食新鲜蔬菜和水果，保持大便通畅。注意休息，保持充足的睡眠。经过对复发患者调查发现，多数是由于过食辛辣厚腻、乱用护肤品、睡眠不足等引起。

三、诊后絮语

痤疮又称粉刺，是一种常见的皮肤病，多见于青年人，好发于面部及胸背部，病因尚不明确。一般认为，在青春期，因性激素分泌过于旺盛，使皮脂腺分泌增多，同时皮肤的毛囊口角化过度，皮脂端出现黑点，一般呈对称分布；通常痤疮并不发炎，但有时因细菌侵入毛囊可引起毛囊周围炎症，表现为红色丘疹、脓疮、结节、脓肿等，粉刺加以挤压可见有头部呈黑色而体部呈黄白色半透明的脂栓排出；痤疮消退后可留有暂时性色素斑，或小的坑凹状瘢痕。一般无自觉症状，有时可有疼痛及触痛。

本病中医病名被称之"酒刺""痤""肺风粉刺""面疱"等。早在《内经》中就有记载，以清代《医宗金鉴·外科要诀》中描述最详："此证由经血热而成，每发于面鼻，起碎疙瘩，形如黍屑，色赤肿痛，破出白粉汁"。中医学认为本病系由风热袭肺，熏蒸肌肤或过食油腻辛辣食物，使脾胃蕴湿积热，湿热外蒸肌肤而致。此外情志不遂，肝气不舒，亦可导致皮肤的疏泄功能失调发生本病。肾气不足，阳气有余，心火炽盛与本病的发生也有一定的关系。可见痤疮非单颜面之疾，其治宜从整体着手，以调整五脏之功能为要。五脏俞乃五脏之气输通出入之处，因而在此点刺放血既可调和气血，疏泄脏腑之郁热，又可达到调整脏腑之功能，五脏气血调和，则痤疮自愈。

❖ 第二十五节　针刺治疗产后缺乳

一、典型验案

张某，女，25 岁。2006 年 5 月 4 日初诊。

【主诉】

乳少 10 天。

【病史】

3 个月前产下 1 男婴，乳量充足，素体健康，10 天前因工作问题与同事争吵，回家后开始出现乳汁量少，伴有胸闷、不思饮食、嗳气，乳房胀满。

【检查】

发育营养良好，神志清，浅表淋巴结未触及。心肺功能正常。乳房胀满，苔薄白，脉弦。

【诊断】

西医诊断：乳少。

中医诊断：产后乳少（肝郁气滞）。

【治疗】

治法：疏肝理气，通经下乳。

取穴：膻中、乳根、少泽。

操作：膻中分别向两乳方向针刺，乳根自下向上刺入，深度皆为1.5～2.0寸，少泽刺入0.2寸，胸部腧穴轻轻捻转则两乳发胀。

【疗程】

首次治疗后，当即有乳汁涌出，起针后则婴儿饱餐一顿。连续治疗3天后，乳汁充足，食欲好转，胸闷减轻。又隔日治疗3次，乳量充足，余症消失，病情痊愈。

二、医案解读

本案中的产妇张某在争吵后而出现乳汁量少，不能正常哺乳，故中医诊断为产后缺乳。患者有明显的情志因素影响，且伴有胸闷、不思饮食、嗳气，乳房胀满等症，故辨证为肝郁气滞。本案患者属于经络不通，乳汁郁积，当以疏肝理气，通经下乳为治疗法则。所选膻中穴在胸部前正中线上，两乳头连线之中点，为任脉腧穴，可宽胸理气，治疗乳少。乳根穴是足阳明胃经穴位，位置在乳头直下，针刺可通经活络，行气解郁，疏通局部气血，促进乳汁分泌。少泽穴为手太阳小肠经之井穴，为通经下乳之经验穴。治疗时注意保护患者隐私，避免治疗过程中给患者造成压力，另外应嘱产妇保持乐观舒畅的心情，生活规律，睡眠充足。患者情志调畅，经络疏通，泌乳和排乳都恢复正常，则乳房胀痛、胸闷等症自然消失。嘱患者合理安排食谱，既要加强营养，又不宜过分油腻，可多食猪蹄、鲫鱼、鸡汤、排骨汤、淡菜等食物，补充营养以保证乳汁生化有源。

三、诊后絮语

产后缺乳是指产后乳汁甚少，不能满足婴幼儿的需要，甚或全无。多见于产后数天至半个月内。产后开始哺乳时，乳房无胀满感觉，乳汁稀少或全无。也有产后曾正常哺乳，后因种种原因导致乳汁减少或无乳。乳房多无任何不适，也可有胀痛，或伴乳房结块。引起产后缺乳的原因可由乳房发育及乳房病变畸形，如乳头畸形或病变，乳腺管闭塞，乳腺组织萎缩；由于婴儿吸吮可刺激泌乳素的增加，所以若不能正常吸吮或哺乳方法不当，则乳汁分泌减少；或因营养的供给不足；生乳素分泌不足；由于精神紧张或生气等能使神经调节失常，引起泌乳抑制因子增加等均可使乳汁分泌减少。

历代医家对本病已经有较为深刻和全面的认识。早在隋《诸病源候论》中就有"产后无乳汁候"，首先提出了津液暴竭，经血不足可导致无乳汁。唐《备急千金要方》列出了"治妇人乳无汁共二十一首下乳方"，其中有至今临床上仍沿用的几种药物，如通草、漏芦、瓜蒌根，以及猪蹄、鲫鱼等催乳食物。宋《妇人大全良方》云："妇人乳汁，乃气血所化。若元气虚弱，则乳汁短少；初产乳房嫩胀，此乳未通；若怒气乳出，此肝经风热；若累产无乳，此内之津液"，论述颇详。金元《儒门事亲》提出还有一种是"本生无乳者不治"，相当于临床所见的先天性乳腺乳头发育不良所致的产后缺乳，药物治疗常难奏效。明《景岳全书·妇人规》进一步分析了不同程度的乳少在病因病机上的区别，"若产后乳迟乳少者，由气血不足；而犹或无乳者，其为冲任之虚弱无疑也"；并提出"肥胖妇人痰气壅盛，乳滞不来"的观点。清《傅青主女科·女科下卷·产后》对本病的治法和方药有独到见地，载有通乳丹、通肝生乳汤等，对临床治疗乳少具有重要指导意义。《沈氏女科辑要·第三十七节·乳汁不通》："涌泉散：山甲炮研末，酒服方寸匕，日二服；外以油梳梳乳即通。"

◆ 第二十六节　针刺治疗痛经

一、典型验案

张某，女，20岁，学生。1999年10月21日初诊。

【主诉】

痛经2年。

【病史】

2年前因学校住宿条件较差，冬天室内阴冷，于月经前及经期出现四肢发冷。月经期间常伴有下腹部疼痛。疼痛性质为绞痛，向腰骶部、会阴、肛门等处放散，痛处得热则减，按之痛甚，时有呕吐。腹部无胀感。月经初潮时13岁，月经周期为31～35天，经期为8天。食欲正常。大便正常。

【检查】

表情痛苦，舌质紫暗，苔白滑，脉沉弦。实验室检查，未见明显异常。

【诊断】

西医诊断：继发性痛经。

中医诊断：痛经（寒凝血瘀）。

【治疗】

治法：温经散寒，化瘀止痛。

取穴：关元、三阴交、地机、血海穴。

操作：常规消毒后，取1.5寸毫针，关元穴采用提插捻转补法，三阴交采用捻转补法，地机、血海采用平补平泻法。留针30分钟。每日1次。针刺1次后，疼痛减轻，2次后疼痛感消失，又治疗3天全身症状逐渐消失。为巩固疗效，连续治疗两个月经周期，于月经期前3天开始针灸，直至月经结束。随访至今，月经正常。

二、医案解读

本案患者为年轻女学生，月经期间常伴有下腹部绞痛，故中医诊断为痛经。患者因长期处于阴冷潮湿的环境，感受寒湿之邪，主要发病机理是寒邪凝滞，气血不畅，故治疗当以温经散寒，化瘀止痛为主。取穴以关元、三阴交、地机、血海穴为主。关元穴为任脉腧穴，位于脐下3寸，是元阴元阳关藏之处，不仅有强壮作用，还有培肾固本、补益元气、回阳固脱之功效；三阴交为足太阴脾经腧穴，位于内踝尖上3寸，是肝、脾、肾三经交

会穴，功善补益气血，益肝肾，调经带；地机穴为足太阴脾经之
郄穴，位于阴陵泉与内踝尖连线上，阴陵泉穴下3寸，能够渗散
脾土水湿，健脾调经而止痛；血海穴为足太阴脾经腧穴，是脾经
所生之血聚集之处，主治妇科疾患及诸多血症；诸穴共用，共奏
调经止痛之功。另外患者起居出阴冷潮湿，必须加强保暖，避免
寒湿之邪继续侵袭，嘱患者经期禁食生冷食物，非经期时少吃生
冷食物，避免寒邪直中。

三、诊后絮语

痛经的记载最早见于张仲景《金匮要略·妇人杂病脉证
并治》："带下，经水不利，少腹满痛……"。至隋《诸病源候
论·妇人杂病诸候·月水来腹痛候》对本病的病因又有进一步
的认识："妇人月水来腹痛者，由劳伤气血，以致体虚，受风冷
之气客于胞络，损伤冲任之脉。"明《景岳全书·妇人规·经
期腹痛》指出："经行腹痛，证有虚实……实者多痛于未行之
前，经通而痛自减；虚者多痛于既行之后，血去而痛未止，或
血去而痛益甚；大都可揉可按者为虚，拒按拒揉为实。"从而
归纳总结出虚、实、虚实夹杂等不同的病因病机和痛经的辨证
要点。《傅青主女科》认为："舒则通畅，郁则不扬，经欲行而
肝不应，则抑拂其气而痛。"并云："夫寒湿乃邪气也，妇人有
冲任之脉居于下焦……经水由二经而外出，而寒湿满二经而内
乱，两相争而作疼痛"。清代《女科指南》认为："妇人忧、思、
忿、怒。忧思过度则气凝，气凝则血亦凝；忿怒已甚则气结，气

血凝结则涩而不流……"。《女科经纶》引王海藏观点："经事欲行，脐腹绞痛者，血涩也。"可见，痛经发生的病机主要体现于有所"不通"。不论是气滞血瘀、寒凝、气血虚、肝肾亏损，均可产生气血运行不畅，冲任失调，导致"不通则痛"。痛经与情志所伤，起居不慎或六淫为害，以及素体冲、任二脉的损伤及胞宫的周期生理变化密切相关，与肝、肾二脏也有关联。

治疗痛经可针药结合：实寒证主要表现为月经前或经期少腹冷痛，或剧痛难忍，得热痛减，腰腹冷痛，经血色暗黑，有血块。治以温经散寒，调经止痛。药用：肉桂、吴茱萸、乌药、当归、防风、牡丹皮、白芍、木香、细辛、甘草。虚寒证主要表现为月经期或行经后下腹部冷痛，或绵绵作痛不剧，喜温喜按，月经量少色暗，腰膝酸软。治以暖宫止痛。药用：党参、黄芪、桂枝、吴茱萸、当归、熟地、川芎、干姜、甘草。血虚证表现为月经期或经后小腹绵绵作痛，或小腹及阴部空坠不适，喜揉喜按，月经量少色淡，面色苍白，神疲乏力。治以补气养血，调经止痛。药用：人参、白术、黄芪、熟地、阿胶、当归、补骨脂、山药、甘草。血瘀证多于月经前2天左右至行经期间下腹部胀痛，或阵痛，或刺痛，拒按，经行不畅，血色紫暗有块，血块排出后痛减。治以活血化瘀，理气止痛之法。药用：桃仁、红花、赤芍、当归、五灵脂、香附、延胡索、枳壳、甘草。

❖ 第二十七节　点穴法治疗小儿厌食症

一、典型验案

闫某，女，2岁。2002年6月28日初诊。

【主诉】

厌食4个月。

【病史】

4个月前不明原因不思饮食，食量渐少，继而出现干呕，睡眠汗出，烦躁易惊，大便干结如羊粪，小便黄。曾服健胃消食药无效，现欲求针灸治疗，遂来我院门诊就医。

【检查】

体温37.6℃，形体消瘦，颧红，毛发稀黄成撮，无光泽。腹平软，无压痛及肿块，肝脾不大。舌红，苔花剥。

【诊断】

西医诊断：厌食。

中医诊断：小儿厌食。

【治疗】

治法：健脾益胃。

取穴：以脾俞、胃俞穴为主。

操作：嘱患儿取俯卧位，经常规消毒后，以双手拇指点两侧胃俞穴（第 12 胸椎棘突下，旁开 1.5 寸），食指点两侧脾俞穴（第 11 胸椎棘突下，旁开 1.5 寸），指端轻轻揉按穴位，再以拇食指合力，捏起脾俞和胃俞之间皮下组织，轻轻抖动逐渐放松手指，以局部不痛为度，重复操作 10 分钟。然后让患儿取仰卧位，双手拇指点按两侧足三里穴（外膝眼下 3 寸，胫骨前嵴外一横指），轻轻点揉，逐渐加力，以不痛为度，操作 10 分钟；最后用右手拇指和中指分别点两侧天枢穴（脐旁 2 寸），左手拇指点按中脘穴，顺时针方向轻轻按揉，以患儿腹部舒适为度，操作 10 分钟。配合捏脊疗法：首先让小儿仰卧，右手食指与中指并拢，取滑石粉润滑，两手指按在小儿肚脐上，顺时针方向按摩 100 下。然后手掌心沾上滑石粉，沿着小儿的腹部，顺时针方向按摩 100 下。最后让小儿俯卧，趴在桌上，在小儿的下七节处，用大拇指沾上滑石粉，往臀部下方推 50 下。

【疗程】

治疗每日 1 次，5 次为 1 个疗程，疗程间休息 2 天。经治 1 个疗程，食欲明显恢复，体重增加约 1kg。又治疗 1 个疗程，症状彻底消失，随访 3 年，饮食、发育均正常。

二、医案解读

本案选取的脾俞与胃俞位于脊柱两侧，通过经络相联系，内应脾胃，能调节脾胃功能，促进消化吸收。足三里穴，能治疗多种胃肠病，是强壮脾胃，促进机体新陈代谢的特效穴。实验研究发现，对消化功能低下者，轻刺激足三里穴，可使之兴奋，即胃蠕动增强，胃的排空加速，消化液分泌增加。天枢穴位于腹部，对大肠、小肠功能有双向良性调整作用，肠蠕动亢进者，可使之减慢，蠕动减弱者，又能使之增强，从而恢复正常功能。以上穴位合用，治疗虚证，能强壮脾胃，恢复胃肠功能而增强食欲。取中脘穴，以化积滞，取天枢穴，以调理肠功能，点二穴又可使患儿腹部舒适，缓解胀痛。故上穴合用，能消导宿食、积滞而开胃纳食。捏脊能调阴阳、理气血、和脏腑、通经络、培元气，主要对脾胃功能进行调理，增强其功能，即可对小儿厌食症脾胃气虚型起到较好的治疗效果。按摩时手法要适当，过轻过重都不适宜。本案治疗中运用小儿推拿手法，患儿积极配合，治疗效果佳。

三、诊后絮语

厌食症是指较长期的食欲减退、厌进食物以及消瘦，多发于1～6岁儿童，是儿科常见病、多发病。家长喂养不当，对小儿进食的过度关心以致打乱了进食习惯；或小儿好零食或偏食、喜香甜食物、盛夏过食冷饮；或小儿过度紧张、恐惧、忧伤等均可引起厌食。本病迁延日久，往往精神疲惫，体重减轻，导致营养不良，贫血，佝偻病，以及免疫力下降，出现反复呼吸道感染，为其他疾病的发生和发展提供了有利条件。长期厌食严重影响小儿的生长发育，营养状况以及智力发育。厌食症的长期不愈，造成血气化生不足，机体营养失调，免疫力降低，导致各种疾

病的发生，恶性循环，从而严重影响儿童的生长发育。而小儿服
药困难，很难配合治疗。所以采用点穴疗法治疗小儿厌食症，简
单、易于操作，无副作用，疗效显著，患儿无痛苦，能配合治疗，
极受患儿及家长欢迎。采用点穴的治疗方法，能调整消化系统功
能，促进新陈代谢，使脾胃强壮而增加食欲，故既可用于治病，
亦能防病保健，并且方法简单，易于被小儿接受，可广泛用于临
床，也适合家庭防病保健。治疗厌食症的同时还必须配合饮食调
理，纠正贪吃零食、偏食、挑食、饮食不定时、无定量等不良习
惯，少食甘肥、生冷、香燥之品；并要注意精神调理，让患儿保
持良好的情绪。总之，除点穴推拿治疗以外，父母配合、心理调
整、良好的饮食习惯、合理的饮食结构都是治疗成功的重要因素。

❖ 第二十八节　针刺治疗肝经受损失明症

一、典型验案

杜某某，男，38岁，铁匠，于1987年1月12日就诊。

【主诉】

视力减弱1年。

【病史】

患者于1986年6月间，由于打铁时不慎，以铁块飞出，击
中阴部。当即头晕目眩，疼痛难忍，伴有恶心，汗出等症。第2
日出现阴睾肿胀疼痛，就诊于当地卫生院，并给予止痛药口服，

其症逐渐缓解。月余后又出现阳痿、视物不清等症。多方求治均无效，于 1987 年 1 月 12 日，来我院眼科检查确诊为：继发性视神经萎缩。

【检查】

来诊时，视力：左眼：指数 40cm，右眼指数 70cm。做各项理化检查均属正常范围。

【诊断】

西医诊断：失明。

中医诊断：肝经受损失明症。

【治疗】

治法：通经活络，活血明目。

取穴：瞳子髎、睛明、翳明、太冲、大敦、中极、足三里、关元。

操作：均取双侧，针刺时嘱患者闭目，注意操作手法，按上述方法进行针刺，出针后按压针孔片刻，以防出血。每日针 1 次，针刺 10 次为 1 个疗程。共治疗 2 个疗程，病人失明，阳痿等症明显好转，查视力：左眼 0.4，右眼 0.8。为巩固疗效，又针 4 次，诸症消失，随访三次，未见复发。

二、医案解读

本案患者外力导致阴部受损，初期出现阴部不适症状，后期继发致眼部视物不清。肝经脉受损，经气瘀滞，气血不畅，目失所养，发为失明，肝筋弛纵导阳痿。治疗以通经活络，养肝明目为主。取穴为瞳子髎、睛明、翳明、太冲、大敦、中极、足三里、关元。均取双侧精明穴，精明位于眼睛外侧1cm处（目外眦旁，当眶外侧缘处），为手太阳，手、足少阳之会，布有颧面神经，颧颞神经，面神经的颞支，及颧眶动、静脉，针刺此穴可以促进眼部血液循环，是治疗眼部疾病的常用穴；睛明穴为手足太阳、足阳明、阴跷、阳跷五脉交会穴，位于面部，目内眦角稍上方凹陷处，具有疏风清热，通络明目的作用，为治疗目疾之要穴。翳明为经外奇穴，位于项部，翳风穴后1寸，因具有明目、去除翳障的作用，故名翳明。太冲穴为肝经原穴，原穴为脏腑原气经过和留止的部位，《灵枢·九针十二原》说："五脏有疾，当取十二原。"针刺原穴能使原气通达，具有调节脏腑经络虚实的功能，故针刺太冲穴具有平肝理气，泻热安神之功，大敦为肝经的井穴，为脉气所发之处，疏肝理气的作用最强。中极、关元穴均为任脉腧穴，位于下腹部，具有补肾，益气的功效。诸穴合用共奏通经活络，养肝明目之功。

三、诊后絮语

肝的主要生理功能是肝主条达，主藏血，体阴而用阳。肝开窍于目，主筋，其华在爪，在志为怒，在液为泪。肝经受损，易致肝气郁滞，或肝血亏虚，或肝风内动，或肝阳上亢而发为病。足厥阴肝经的循行"连目系，上出额，与督脉会于巅"，又由于肝开窍于目，故肝与目的关系非常密切。《素问·五脏生成》篇："肝受血而能视。"《灵枢·脉度》中说："肝气通于目，肝和则辨五色矣。"肝之经脉受损，经气瘀滞，气血不畅，则目失所养，而致失明。目前认为补益肝肾、活血化瘀的中药具有扩张血管、提高细胞耐氧力清除氧自由基等作用。针灸治疗肝经受损性失明主要在于提高机体的免疫力，即扶正固本，取穴重点在强壮要穴，选穴多用足三里和关元。兼顾以清泄肝火、平肝息风、理气通络、活血利水，再根据具体证型不同，加减取穴。选穴最多的为足太阳膀胱经、足少阳胆经、足厥阴肝经，其次分别为足阳明胃经、经外奇穴、手阳明大肠经、足太阴脾经、督、足少阴肾经。

采用中药治疗失眠的现代研究表明，中药能增加视神经血流量、提高视细胞兴奋性，尤其对于暂未造成不可逆损害的视神经细胞能起到恢复的效果。因此，在青光眼视神经保护方面临床多用补益肝肾和活血化瘀药物。

❖ 第二十九节 针刺治疗视网膜静脉周围炎

一、典型验案

岳某，男，17岁，学生。1991年3月5日就诊。

【主诉】

右眼底反复出血半年余。

【病史】

右眼于 1990 年秋某日上午，突然发现视力暴跌，几乎失明，当即到医院就诊，诊为右眼底出血，原因待查，经口服止血药及维生素类，近月余视力逐渐好转，但不久视力又突然暴跌，如此反复3 次，后又转至专区医院眼科就诊，经双眼散瞳检查，诊为双眼视网膜静脉周围炎，右眼玻璃体出血，经服雷米封、维生素、安络血及中药汤剂等，仍不能控制眼底反复出血，故求助于针灸治疗。

【检查】

双外眼无异常，眼底 0.1% 新弗林散瞳检查右眼只能见到轻度红色反射，不能窥视眼底，左眼屈光间质尚清，乳头边界清，色红，视网膜周边部，小静脉有不同程度扩张，充血，管径不规则和迂曲，且伴有白鞘，其附近有大小不等的火焰状出血，其病理改变以颞上为明显，眼压 1.47kPa；脉弦细，苔薄黄质红。

【诊断】

西医诊断：视网膜静脉周围炎。

中医诊断：暴盲。

【治疗】

治法：止血化瘀

取穴：承泣、球后、太阳、瞳子髎、风池、膈俞、肝俞、血海、足三里、三阴交（均双侧）。

操作：穴位常规消毒，先针睛明，得气即止，不提插，然后再针其他穴位，留针 20 分钟。每日 1 次，10 次一个疗程，治疗 1

个疗程后即觉视力好转，共治疗 3 个疗程痊愈。随访 5 年未复发。

二、医案解读

本案患者突发视力暴跌，查后明确眼底出血，反复治疗依然有新的出血点存在，导致患者反复治疗，反复发作。临证询问得知患者当时学业压力较大，用眼过多，导致眼部疲劳不能得以舒缓，故发为本病。临床治疗多以止血化瘀为主。针刺治疗本病，以局部取承泣、球后、太阳、瞳子髎穴；远部取膈俞、肝俞、足三里、三阴交穴。认为局部取穴可以疏通局部气血、活血化瘀，使血行于睛，眼周气血充盛，经络通畅则可使眼部舒缓，同时可促进眼内出血的吸收。取膈俞，为血之会穴，针刺膈俞有活血化瘀之功，与血海相配伍治疗多种血瘀病证；肝开窍于目，配肝俞可以养血止血；取足三里、三阴交以补脾胃，脾胃为气血生化之源，调补脾胃则有利于气血生成，使血有所统，又有所藏。西医学研究认为，针刺足三里、三阴交可以提高人体的免疫功能，调节内分泌系统，这对于预防本病的复发和促进炎症的消退起到积极作用。

三、诊后絮语

视网膜静脉周围炎又名 Eales 病，属中医学"暴盲"范畴。本病严重损害视力，以血管周围白鞘、毛细血管闭塞、新生血管和反复玻璃体出血为特征。以 20～30 岁青年男性为多发，90% 双眼发病，且易反复再发眼底出血，甚者新鲜出血尚未完全吸收，而又出现新的出血，如不解决反复再发的眼底出血，或血溢入玻璃体内，形成机化索条，索条牵拉往往会造成视网膜脱离，而终致失明。故临症时，遇到此病，首先解决反复再发之眼底出血，只要出血得到控制，预后一般良好。暴盲，指一眼或双眼突然视力下降甚至视力丧失的临床症状，一般属内障范畴。《证治准绳·七窍门》："暴盲：平日素无他病，外不伤轮廓，内不损瞳神，忽然盲而不见也。"暴盲一症，临床可分为肝郁气滞、肝火上炎、血瘀阻络、阴虚火旺、风阳上扰等各种证候类型。因发病急骤，需辨析病因，采取迅速有效的治疗措施。可见于视网膜中央动脉栓塞、视网膜中央静脉栓塞、视网膜静脉周围炎、视网膜脱离、黄斑出血、视神经乳头炎、球后视神经炎等病。宜分清病因，采取综合措施进行救治。应用眼底检查，根据具体病理改变，进行辨证治疗，对遣方选穴不无裨益。又因本症病位在眼底，在治疗中宜结合气、血、阴、阳证候，或以疏肝理气，或以清肝泻火，或以平肝潜阳，或以养肝滋肾，或以活血通络，都与肝之气血逆乱相关。

◆ 第三十节　针刺治疗单纯性青光眼

一、典型验案

张某，女，35岁。1988年1月3日初诊。

【主诉】

双眼胀痛伴有虹视，视力下降6年。

国家中医药管理局厘定中国十大针灸流派

【病史】

6年前无明显诱因出现双眼胀痛，视力疲劳，偶有虹视，曾诊为单纯性青光眼，予以药物治疗症状略有减轻。近年来视力明显下降，伴有头晕，耳鸣，腰膝酸软，五心烦热等症，故来本院就诊。

【检查】

视力：右0.1，左0.2。眼压：右35.35mmHg，左38.80mmHg。前房角检查：开角。双眼底视乳头色淡，生理凹陷扩大加深。C/D>0.6，血管偏向鼻侧，呈屈膝状爬行。

【诊断】

西医诊断：单纯性青光眼。

中医诊断：青风内障（肝肾两亏）。

【治疗】

治法：补肝、益肾、明目。

取穴：主穴：目窗。配穴：肝俞、肾俞、太溪。

操作：目窗穴取1寸毫针，向眼部方向沿皮刺入0.5寸，使针感向眼区放射；背俞穴取1.5寸毫针，针尖向脊柱方向斜刺，深1寸左右；其余穴均直刺，以有酸麻胀感为度。每日1次，留针30分钟，10次为1疗程，疗程间隔2日。共针刺3次，病人头痛，眼胀等症及全身伴随诸症消失。视力：右0.1，左0.6。眼压：右20.31mmHg，左21.07mmHg。2个疗程后视野扩大明显，临床治愈出院，近1年来随访两次，未复发。

二、医案解读

本案患者症状表现为眼胀痛，头痛反复发作，伴头晕耳鸣，腰膝酸软，五心烦热，舌红，脉细数等，故诊断为肝肾两亏型。临床治疗以补肝、益肾、明目为主。选穴则以目窗为主穴，目窗穴为足少阳胆经经穴，善治头目之疾，同时目窗穴气血为饱满的阳热风气，它一方面循胆经上行正营穴，另一方面则上行并交于阳维脉所在的天部层次，对于眼部诸疾都有较好的治疗作用。配穴选肝俞、肾俞、太溪等，肝俞、肾俞为足太阳膀胱经上的背俞穴，两穴通用对于肝肾亏虚所引起的头晕、耳鸣、腰膝酸软、五心烦热等症状有良好的治疗作用，太溪穴为足少阴肾经原穴，针刺该穴可滋补肝肾之阴，临床治疗观察发现，针刺以上穴位可以明显降低眼压，且对眼底视乳头区的血流供应有改善作用，同时对患者头晕，耳鸣，腰膝酸软，五心烦热等症也有很好的改善。患者因患病时间较长，故治疗周期稍长，经过 1 个周期治疗患者症状有轻微改善，但坚持治疗 2 个疗程后患者症状基本消失。

三、诊后絮语

青光眼是眼压升高所致的症候群。主要表现为间断或持续性的眼压升高和晚期的视神经乳头萎缩凹陷及视功能障碍等症状，是一类常见的致盲性眼病。正常眼压范围为 10 ~ 21mmHg。影响眼压异常变化的因素甚多，除直接与眼外壁及眼内容物有关外，同时也受神经和体液等方面影响，但主要是因房水循环障碍即房水的产生和排出的平衡失调而致。

　　单纯性青光眼辨证可分为三型：肝气郁结型：以眼胀痛为主，或视物不清，或有虹视，伴情绪抑郁，头痛，胸闷不舒，舌质红，苔薄黄，脉弦细。肝肾两亏型：眼胀痛，头痛反复发作，伴头晕耳鸣，腰膝酸软，五心烦热，舌红，脉细数。心脾两虚型：眼胀头晕，或时有虹视，伴失眠，心悸，多梦，食少便溏，舌淡苔薄，脉细数。针刺以目窗穴为主穴，配合加减取穴：属肝气郁结者加太冲、膻中、内关；属肝肾两虚者加肝俞、肾俞、太溪；属心脾两虚者加心俞、脾俞、神门。操作时针刺目窗穴取 1 寸毫针，向眼部方向沿皮刺入 0.5 寸，使针感向眼区放射；背俞穴取 1.5 寸毫针，针尖向脊柱方向斜刺，深 1 寸左右；其余穴均直刺，以有酸麻胀感为度。每日 1 次，留针 30 分钟，10 次为 1 疗程，疗程间隔 2 日。治疗前后均嘱患者进行眼压测定。以 0.5% 的地卡因做球部麻醉，然后用 Schiotz 眼压计做校正试验，当校正为"0"时，做 3 次眼压测量，取其均数为测定结果。

　　由于青光眼是重要而常见的五官病之一，故必须贯彻预防为主的原则，积极开展防治工作，宣传有关青光眼的知识，争取做到早期诊断、早期治疗。已确诊为青光眼患者，应积极治疗，定期检查眼压和视野；青光眼的发病多为双侧性，其发作可能有先有后。如一眼已确诊，那么另一眼虽未发作，亦须密切给予观察，尤其是一眼已患充血性青光眼而另一眼具有前角宽、后角窄的解剖条件者，被认为是处于临床前期，该眼早晚会有发作之可能，故必须经常严密观察，定期检查，或可考虑采取必要的预防措施。对疑似青光眼者须进一步做各项有关检查，以明确诊断。

凡有青光眼或疑似青光眼者，忌进大量饮料，更应戒酒、戒烟，节制饮茶、咖啡等，并须注意不要过久阅读及做暗室工作。

✦ 第三十一节　针刺治疗麻痹性斜视

一、典型验案

唐某，女，18 岁。2003 年 9 月 12 日初诊。

【主诉】

右眼复视，右眼内斜视，外展受限 1 周。

【病史】

1 年前因车祸脑室出血，行引流术后，肢体恢复良好，但 1 周前开始出现右眼复视、右眼内斜视、外展受限。曾到某西医院诊治，医生建议手术治疗，患者不同意，遂来我门诊针灸治疗。

【检查】

左眼视力、眼球运动均正常，右眼内斜视，外展受限，外展时目外眦露白约 0.5cm。

【诊断】

西医诊断：麻痹性斜视。

中医诊断：目偏视。

【治疗】

治法：通络理筋。

取穴：球后、瞳子髎、风池、太阳、天柱、照海、三阴交、精明（均为右侧）。

操作：穴位常规消毒，每次 4 ～ 6 穴。每日 1 次，10 次为一个疗程。1 个疗程后患者自觉眼球外展活动度变大，经 3 个疗程治疗后基本好转，外展时目外眦露白约 0.1cm。因开学不能继续诊治，嘱患者自灸右风池、瞳子髎，以善其后。

二、医案解读

本案患者因外伤导致脑室出血，继发麻痹性斜视，临床大多以通络理筋为治疗原则。针刺治疗本病以局部取穴为主，疏通目系经气，能激发诸脉之经气直达病所。《诸病源候论》中："目是五脏六腑之精华，人脏腑虚而风邪入于目……睛不正则偏视。"故选取精明、球后、瞳子髎、太阳均为眼区部位腧穴，既能疏通局部精气，条畅眼周局部气血，通达头部经络，又可清除眼部郁热，对眼部经络气血运行起到促进作用。风池属足少阳胆经腧穴，与眼络相通，泻肝胆之火，清理头目，同时风池为足少阳阳维之会，可吸收胀散的阳热风气，不光传输胆经，同时亦输向阳维脉所在的天部层次，可清利头窍，明目安神。天柱属足太阳膀胱经腧穴，是治疗头痛项强、眼肌麻痹的常用配穴。照海乃八脉交会穴，通于阴跷脉，脉气上至目内眦，调节眼部阴阳，同时可对眼部经络有疏通作用。三阴交为脾经的腧穴，同时为足三阴经（肝、脾、肾）的交会穴，气血物质由本穴重新分配到足三阴经，本穴有联络足三阴经气血、补中益气、养血明目的作用，以上穴位配伍可共同达到调整阴阳，通络理筋的作用。

三、诊后絮语

中医学认为，本病多因脾胃之气不足，络脉空虚，风邪乘虚侵袭，目系拘急而成；或肾阴亏虚，肝风内动；亦或外伤，气血瘀滞，经筋弛缓，目珠维系失衡所致。本病古称"睊目""风牵偏视""双目通睛"，是指双眼注视目标时黑睛向内或向外偏斜的眼病。根据临床表现而分属于"目偏视"，"风牵偏视"，"神珠将反"，"瞳神反背"或"视一为二"等病症。早在《灵枢·大惑论》里所描述"视歧"也属此病，系"中于项，因逢其身之虚，入于脑引目系急，目系急则目眩以转邪"。

中医认为其病因病机在于外邪损及脉络或外风引动内风导致肌筋拘挛或松弛，发病也和气滞，血虚，痰阻，脾虚湿盛等有关。首先，体虚外表卫气不固，风邪乘虚而入滞于络脉，使气血运行受阻，肌筋失去濡养而起拘紧或松弛使眼偏斜。其次，各种因素使肝肾阴虚时，肝阳亢而生风，一旦夹痰湿上扰脉络，致眼卒然偏斜不动。再次，脾虚水湿不化，停滞混浊而化痰，痰湿阻络而生斜视。最后，气滞血瘀致使气血运行不足，或因血瘀脉络，或因肌筋失养而生斜视。或因头部外伤，筋脉受损或瘀血内停而致眼生偏斜。针刺治疗本病效果肯定，对病程短者疗效满意。眼肌麻痹针刺治愈后，远期疗效稳定，而且多数报道认为眼周邻近取穴效果较好。

◆ 第三十二节　针刺治疗视网膜静脉阻塞

一、典型验案

佟某，女，58岁，1980年4月28日入院。

【主诉】

于40天前暴怒后，右眼突然视物不明，眼无疼痛及红赤。

【病史】

患者于40天前暴怒后，右眼突然视物不明，眼无疼痛及红赤，遂到当地医院就诊，诊断为右眼底出血。口服维生素P、维生素C等药物治疗。未见明显好转，故转我院眼科，诊断为视网膜中央阻塞，收入住院。证见：右眼视物模糊，眼部无不适感，伴有晨起口苦咽干，时有头晕、烦躁、易怒等症状，同时二便正常，舌质暗红、苔薄黄、脉弦细。既往有白内障史3年。

【检查】

全身一般状态好。血压：160/100mmHg。视力：右眼指数40cm，左眼0.5。双眼晶状体放射状混浊。右眼底视乳头充血，边缘模糊，视网膜上可见以视神经乳头为中心，呈火焰状大片出血及面团状白色渗出。静脉高度迂曲怒张，有埋没现象。

【诊断】

西医诊断：视网膜静脉阻塞。

中医诊断：暴盲（肝肾阴虚，肝阳上亢）。

【治疗】

治法：平肝潜阳、活血通络，兼补肝肾。

取穴：攒竹、瞳子髎、承泣、太阳、太冲、三阴交、肝俞。

操作：太冲采用泻法，其余各穴均平补平泻。每日一次，每次留针30分钟，10天为一个疗程。同时配合中药天麻钩藤饮加减：天麻15g，钩藤15g，石决明20g，黄芩10g，栀子15g，牛膝15g，益母草15g，杜仲15g，桑寄生15g，丹参20g，红花15g，桃仁15g，川芎20g，地龙15g。每日1剂，水煎服。经上方治疗10余天，视力无明显恢复，故选用针刺为主，辅以内服中药。

连续治疗2个疗程后，视力增至0.8，右眼底视网膜火焰状出血大部分吸收，渗出减少，黄斑区呈暗灰色，中心凹光反射消失。继用上法治疗4个疗程后，患眼视力恢复到1.0（因有晶状体混浊），眼底渗出基本吸收，痊愈出院。4个月后随访未见复发。

二、医案解读

本案患者因暴怒导致暴盲，结合患者平素晨起口苦咽干，时有头晕、烦躁、易怒等症状，同时二便正常，舌质暗红、苔薄黄、脉弦细等症状可诊断为肝阳上亢型。临床治疗以平肝潜阳、活血通络，兼补肝肾为主，针刺选用攒竹、瞳子髎、承泣、太阳等穴以疏通局部气血，攒竹穴为治疗眼疾的常用穴，具有明目，祛风泻热的功效；瞳子髎为手太阳与手足少阳之会，除了能平肝息风，又因其位于目外眦旁，因而具有明目的功效；承泣位于瞳孔直下，有散风清热明目之功；太阳为经外奇穴，具有清脑明目的功效；又因肝开窍于目，所以选足厥阴肝经的背俞穴肝俞及原穴太冲，肝俞与太冲相配可平肝潜阳、滋养肝目。三阴交为脾经的腧穴，同时为足三阴经（肝、脾、肾）的交会穴，气血物质由本穴重新分配到足三阴经，本穴有联络足三阴经气血、补中益气、养血明目的作用。以上穴位配伍结合内服中药，针药合用，对于暴盲临床治疗有很好的疗效，该患者连续治疗 4 个疗程后，症状得到极大改善，眼底渗出基本吸收，患者基本痊愈。

三、诊后絮语

视网膜静脉阻塞是临床常见的眼底疾病，其眼底特征主要表现为血流瘀滞、出血与水肿。多发于单眼，偶见于双眼。本病有总干静脉阻塞与分支静脉阻塞之分，总干静脉完全阻塞，病人能恢复有用视力。若继发青光眼则预后更差，视力急剧下降甚至失明，属于中医"暴盲"范围。《证治准绳·杂病篇》曰："暴盲，平日素无他病，外不伤轮廓，内不损瞳神，倏然盲而不见也。"中医认为本病多因情志郁结，肝失条达，气滞血瘀，脉道瘀阻，血溢络外，蒙蔽神光、影响视力；或因嗜好烟酒，恣食肥甘，痰热内生，上壅目窍；或年老体弱，阴气渐衰，劳视竭思、房劳过度，暗耗精血，阴虚阳亢，气血逆乱，血不循经，溢于目内。大致分为：五志过极，肝阳上亢、嗜酒嗜辣，气血两虚等病因。

视网膜中央静脉阻塞时，眼底可见广泛的大片出血，可为放射状，为焰状和圆形，也可进入玻璃体内。视盘水肿，边界模糊，表面常为出血斑遮盖，视网膜静脉迂曲怒张，呈紫红色，且常隐埋于水肿或出血斑中，若断若续，形似腊肠状。动脉狭窄，压迫眼球时不见静脉搏动。早期视网膜尚可显水肿，继而出现灰白色棉絮渗出斑，若与出血斑相混合，可形成一种复杂形态的眼底改变。晚期视盘呈继发性萎缩状态，动、静脉变细。出血和渗出物可以吸收，遗留不规则色素沉着，有时在视盘和受累静脉的周围出现新生血管。如为不完全阻塞或某一分支阻塞，则病变较轻，仅限于一部分眼底。

在治疗本病时，单纯的口服中药或西药，效果不甚明显，选用针刺治疗后效果显著。我们选用攒竹、瞳子髎、承泣、太阳等穴以疏通局部气血；选肝俞、太冲以养肝明目。上述针药合用，方奏速效。

❖ 第三十三节　针刺治疗眼底出血症

一、典型验案

王某，男，60岁，2011年5月28日入院。

【主诉】

1周前右眼感觉异常，视力影响不大，视野如细纱网遮挡，周围有不完整细边框，闭眼觉有微红光。

【病史】

患者于7天前，突感右眼视物模糊，视野如细纱网遮挡，在社区医院就诊，诊断为右眼底出血。口服止血明目片、维生素 C 等药物治疗，未见明显好转，故转我院，诊断为眼底出血。症见：右眼视物模糊，二便正常，舌质暗红、苔薄黄、脉弦细。既往有高血压史 3 年。

【检查】

全身一般状态好。眼底检查：眼底出血，血管高血压改变。

【诊断】

西医诊断：眼底出血。

中医诊断：目衄（肝肾阴虚）。

【治疗】

治法：滋补肝肾、活血通络。

取穴：承泣、太阳、鱼腰、风池。

操作：配合辨证加减取穴：属肝郁气滞者配太冲、肝俞，属肝肾阴虚者配肝俞、肾俞、太溪；属脾胃虚弱者配足三里、三阴交，属外伤络破者配膈俞、合谷、太冲。操作时眼周穴位采用 1 寸毫针斜刺，风池穴宜直刺，使针感向眼部放散。配穴中也均采用直刺，手法按"虚补实泻"的原则，捻转、提插结合，以有酸麻胀感即为得气，然后留针 30 分钟，每日一次，10 次为 1 疗程，疗程间隔 2 天。2 个疗程后患者自觉出血症状明显改善，连续治疗 1 个月后患者痊愈，5 个月后随访未见复发。

二、医案解读

本案患者视物模糊，视野如细纱网遮挡，并伴随有二便正常，舌质暗红、苔薄黄、脉弦细等症状，可诊断为肝肾阴虚型目衄，临床治疗该病多采用滋补肝肾、活血通络方法为主。针刺治疗过程中多选取承泣、太阳、鱼腰等眼周穴位，针刺这些穴位时不仅可以疏通眼部气血，同时有利于眼周经络通畅。配合风池等穴位可开窍明目、疏散头部热邪，对于眼底出血有较好的治疗作用。因患者为肝肾阴虚证，故除了以上主要穴位外还需要配伍肝俞、肾俞、太溪穴，肝俞、肾俞分别为肝经、肾经背俞穴，配伍有平肝潜阳、滋补肝肾之功效，而太溪为足少阴肾经原穴，针刺太溪穴有补肾气、滋肾阴的功效。以上穴位配伍运用，可达到清肝明目、滋养肝肾的目的。

从疗程分析看，该患者因急性发作后立即就诊，病情得以控制，2个疗程后患者出血症状明显改善，而针刺治疗1个月后患者基本康复，结合临床实践可总结出该病病程越短，疗效越好。

三、诊后絮语

眼底出血症系指中医血证的范畴，又称为"目衄""暴盲""视瞻昏眇"等。其病因唐容川的《血证论》认为是阳明燥热所发的泪窍出血、"少阳相火随经脉而出，冲动肝经血分"，"太阳经有风热，则大眼角生血筋肉、或微渗血点"。说明眼部出血与三阳经脉痹阻，血溢络外有关。西医学也认为本证是由于血管硬化、血管内皮损伤、管径发生变化和血凝固性增高，引起血流缓慢、血流瘀滞而致血管渗漏、出血等毛细血管的病理改变。这与中医学认识的经络痹阻、气滞血瘀的机理相吻合。我们认为，无论本病的初期、还是后期，均可以活血通络之法为主，使血行脉道，经络通畅，使出血得以吸收。

眼底出血症辨证可分为四型：肝郁气滞：多由于忧郁、忿怒、悲哀过度，致使气血失和，经脉阻滞、血不循经而引起眼底出血。多见于视网膜静脉阻塞、高血压动脉硬化性眼底出血等症。伴有情志抑郁、烦躁易怒、头晕目胀、或头痛目赤、胸闷口苦、舌红苔薄脉弦等；肝肾阴虚：多由于肝肾素亏、精血不足，阴虚火旺，热入血分，灼伤脉络，眼底出血。可见于视网膜静脉周围炎、黄斑出血，亦见于视网膜静脉阻塞，高血压动脉硬化、玻璃体积血症中。伴见头晕耳鸣、心烦少寐、腰膝酸软、口燥咽干、舌红少苔、脉弦细数；脾胃虚弱：多是由于过食肥甘厚味之品、损伤脾胃、运化失职、清阳不升、血运无力、气虚血滞、溢于脉络之外所致，常见于视网膜静脉周围炎、黄斑出血等症。伴见面色无华、神疲乏力、食少纳呆、舌淡苔白、脉虚细等；外伤络破：多是由于眼部受钝力撞击伤而无穿破伤口，引起眼底出血者，常见目珠肿胀赤痛，或胀痛，视力剧降。

❖ 第三十四节　针刺治疗假性球麻痹

一、典型验案

孟某，男，38 岁，2009 年 7 月 28 日入院。

【主诉】

6月前感觉吞咽困难、饮食进水时呛咳、说话有明显障碍。

【病史】

患者于6月前，突感进食吞咽困难，喝水出现呛咳，去西医院检查诊断为假性球麻痹，住院治疗3月余，效果不明显，后转至我院进行治疗。证见：进食吞咽困难，发音障碍，饮食尚可，二便正常，舌质暗红、苔薄黄、脉弦细。

【检查】

软腭、咽喉肌、舌肌运动双侧性困难，但无舌肌萎缩及束颤。咽反射亢进，吸吮反射及下颌反射阳性。

【诊断】

西医诊断：假性球麻痹。

中医诊断：瘖。

【治疗】

治法：调气活血、祛痰开窍。

取穴：风池、上廉泉。

操作：配合辨证加减取穴：神昏针水沟、内关；痰涎壅盛针丰隆；瘀血针血海、膈俞；肝阳上亢针百会、太冲；语言不利针哑门、金津、玉液。操作时选用30号毫针，在腧穴部进行常规消毒后，风池穴向喉结方向刺入1~1.5寸，提插捻转平补平泻，留针20分钟。上廉泉向舌根方向刺入1~1.5寸，大幅度提插捻转泻法，不留针。每日针刺 1 次，急性期每日针刺 2 次。10 天为 1 疗程。3 个疗程后患者吞咽基本正常，连续治疗 3 个月痊愈，1 年后随访未见复发。

二、医案解读

患者出现吞咽困难、饮食进水时呛咳、说话有明显障碍等症状可诊断为音痱，同时兼见患者二便正常，舌质暗红、苔薄黄、脉弦细，可诊断为痰瘀阻滞证，临床治疗多采用调气活血、祛痰开窍之法。针刺选穴则大多以局部穴位为主，选取廉泉，《针灸甲乙经》中指出廉泉主治："舌下肿，难以言，舌肿涎出"，故取廉泉对于吞咽、言语功能恢复有较好效果。选风池，则因为《针灸大成》："风池主气塞涩上不语。"又曰："廉泉主舌下肿难言，舌根紧缩不食，舌纵涎出。"取风池、上廉泉二穴，则能疏通经气，同时因患者言语不利故辨证选取哑门、金津、玉液等穴，金津、玉液为舌下腧穴，对于言语不利，口齿诸疾有很好的治疗作用，哑门对于舌强不语，暴喑等症有特效。所以以上穴位并用，可起到开窍祛痰，疏通气血、条畅经络的作用，患者治疗 1 个疗程后，症状得到了极大改善，针刺治疗 3 个疗程后患者基本痊愈。

三、诊后絮语

假性球麻痹是脑血管病重要并发症之一，临床经验证明针刺疗法治疗本病疗效肯定，是治疗假性球麻痹的理想方法，大多学者依据脏腑经络理论辨证取穴，另有从经脉循行部位入手，认为"经脉所过，主治所及"，取循经舌咽、迷走、舌下神经所支配肌群对应的相应腧穴，以疏通经络，调畅气机，从而改善临床症状。从西医学角度则认为针刺咽喉诸肌群局部的相应腧穴，可直接刺激舌咽、迷走、舌下神经，使兴奋传入上运动神经元，促使病变的上运动神经元恢复；针刺颈后腧穴可扩张颈动脉及椎动脉，增加脑血流量，改善大脑血液循环，减轻脑组织的损害，有利于皮质延髓束功能的恢复。中药治疗假性球麻痹也取得了较好的效果，但就本病的中医病因、病机尚缺乏统一的认识，势必不利于中医基础及临床工作的深入和提高。治疗本病有效的中药要想得到国内乃至世界医学界的认可，建立统一的诊断及治疗方案和疗效评价标准也是值得思考和研究的。康复医学方兴未艾，在本病的治疗中势必会显示出其特有的优势，目前主要采用发音训练、进食训练及相应肌群的运动训练和感觉刺激等，方法较单一，有待于在临床工作中探索更多、更有效的物理疗法和作业疗法及相应的心理治疗。中医认为本病大多由于气血逆乱，瘀血与痰浊互结，使上焦气机闭塞而不通。故以调气活血，祛痰开窍为其主要治疗原则。本病发病较重若不及时治疗，往往危及生命，这也成为临床治疗中的一个难点。

58